Diccionario de diabetes

Serie foro diabetológico

Diccionario de diabetes

Vocablos de la especialidad para el médico

Con un glosario en
inglés – alemán – español

K. Bergis y H. Drost

Walter de Gruyter
Berlin · New York 1988

Dr. med. K. Bergis
Diabetesklinik
Theodor-Klotzbücher-Str. 12
D-6990 Bad Mergentheim

Prof. Dr. med. H. Drost
Med. Klinik des Ferd. Sauerbruch Klinikum
Arrenberger Straße 20-56
D-5600 Wuppertal 1

Promotor de esta publicación: Bayer AG, Leverkusen

Impreso y editado por: Appl, Wemding. - Encuadernación: Dieter Mikolai, Berlin.

Prólogo

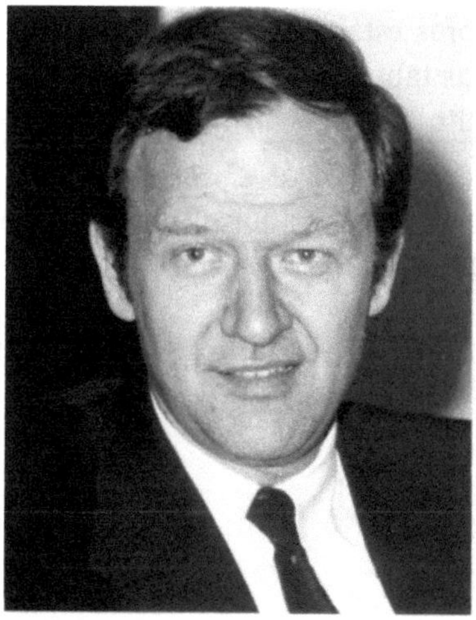

K. Bergis

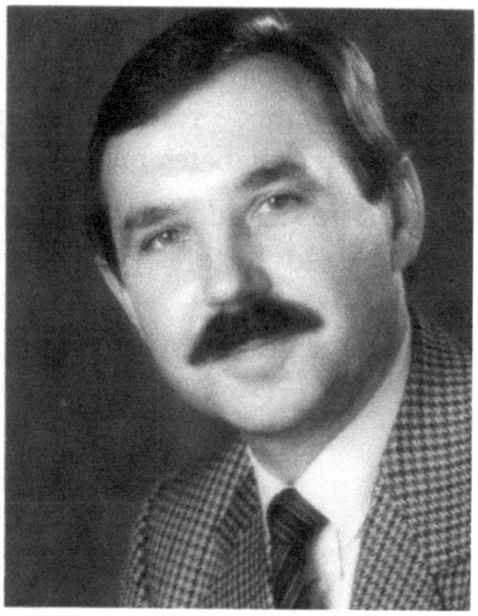

H. Drost

En muchos campos de la Medicina Interna se han producido progresos considerables en el curso de los últimos años. A ellos pertenece la diabetología.

Han aparecido numerosos conceptos y expresiones nuevas relativas a la etiología, al diagnóstico, al tratamiento y evolución, como asimismo a las complicaciones de la diabetes mellitus. La frecuencia con que aparecen las abreviaturas y los sinónimos aumenta constantemente y hace necesario un ordenamiento. También se encuentran aquí muchos términos aparentemente conocidos que - debido al desarrollo de la experiencia clínica - necesitan una redefinición y que complementan de modo razonable la gran cantidad de neologismos.

Este pequeño diccionario deberá ofrecer a los médicos interesados, no diabetólogos, orientación e información rápida para su actividad profesional en la consulta privada o en la clínica, facilitándoles además la lectura y el perfeccionamiento de postgrado. En la elección de los términos se ha sacrificado voluntariamente la pretensión de abarcarlo todo, para ceñirse a lo más útil y necesario en la práctica clínica diabetológica.

Por otra parte, este pequeño diccionario de términos especializados ha sido escrito también para los pacientes diabéticos y sus familiares, cuya necesidad de información ha aumentado, debido a su interés en la diabetes mellitus y a su creciente participación activa en el tratamiento y el autocontrol de la enfermedad.

Las explicaciones de cada una de las palabras están presentadas en orden alfabético y complementadas con numerosas tablas e ilustraciones. En una sección aparte se resumen cronológicamente los hitos históricos más importantes en diabetes mellitus.

Los autores agradecen de antemano todas las proposiciones, sugerencias y críticas de los lectores, con vistas a una ampliación ulterior de esta obra.

Bad Mergentheim/Wuppertal, Febrero de 1988 K. Bergis, H. Drost

Indice

Acanthosis nigricans

También acantosis negra. Alteración típica de la piel en diferentes enfermedades (↑ Síndrome de Miescher I), y entre ellas, en la diabetes mellitus: El engrosamiento del estrato espinoso de la epidermis como consecuencia de un aumento de las mitosis y/o de un retardo de la diferenciación celular, conduce a la formación de placas papilomatosas hiperqueratósicas de color pardo claro a pardo negruzco, que se localizan especialmente en las regiones axilares, en los pliegues inguinales, la nuca y las superficies de flexión de las articulaciones de las extremidades, casi siempre con una distribución simétrica. Raras veces comprometen toda la piel o afectan las mucosas. En pacientes de edad avanzada pueden acompañar a ciertos tumores malignos, como un síndrome paraneoplásico.

Acarbosa

Nombre químico internacional del primer inhibidor de las enzimas alfa-glucosidasas. Es un oligosacárido, químicamente definido, que produce una inhibición competitiva de las alfa-glucosidasas (enzimas glucolíticas) a nivel del epitelio de la mucosa del intestino delgado, evitando la elevación rápida de la glucemia post-prandial. La acarbosa puede llegar a constituir un principio terapéutico aplicable a todas las formas de diabetes, junto a la medicación antidiabética correctamente dosificada y a la terapia insulínica.

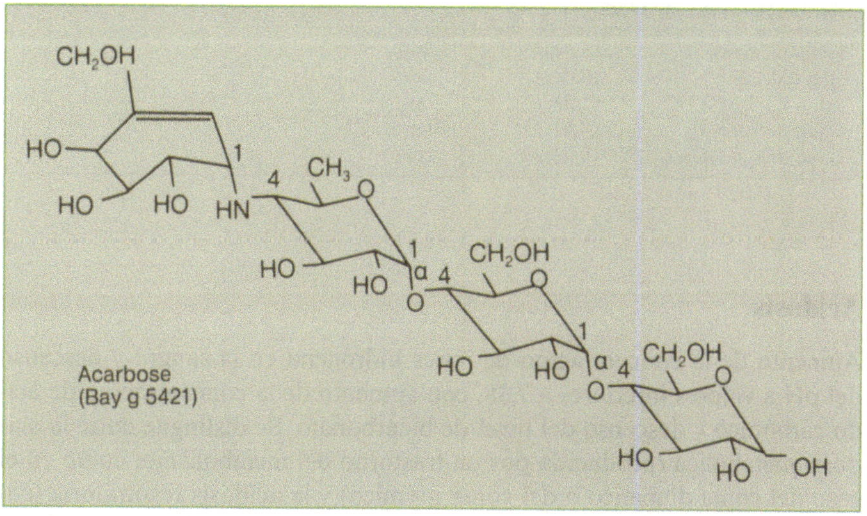

Acarbosa, estructura molecular — *D. Schmidt et al., Naturwissenschaften (1977)*

Acido araquidónico

Sustancia precursora de la síntesis de las prostaglandinas, y en diabetes, responsable de la producción excesiva de tromboxano. El ácido araquidónico, ácido graso esencial poliinsaturado compuesto de 20 átomos de carbono, es transformado en tromboxano por la enzima prostaglandina sintetasa. El tromboxano activa a los trombocitos, ejerciendo, de esta manera, una acción estimulante de la agregación plaquetaria, excesiva en la diabetes. El tromboxano resultante de la molécula de ácido araquidónico parece jugar el papel central en la microangiopatía diabética.

Acidos grasos

Acidos orgánicos con cadenas de longitudes variables y con distinto grado de saturación, que se clasifican en saturados, monoinsaturados y poliinsaturados.

Acidos grasos saturados		Cantidad de dobles enlaces
ácido mirístico	$C_{14}H_{28}O_2$	ninguno
ácido palmítico	$C_{16}H_{32}O_2$	ninguno
ácido esteárico	$C_{18}H_{36}O_2$	ninguno
ácido araquídico	$C_{20}H_{40}O_2$	ninguno
Acidos grasos no saturados		
ácido palmitoleico	$C_{16}H_{30}O_2$	uno
ácido oleico	$C_{18}H_{34}O_2$	uno
ácido linoleico	$C_{18}H_{32}O_2$	dos
ácido linolénico	$C_{18}H_{30}O_2$	tres
ácido araquidónico	$C_{20}H_{32}O_2$	cuatro

Acidosis

Aumento de la concentración de iones hidrógeno en la sangre y descenso del pH a valores inferiores a 7,38, con aumento de la concentración de ácido carbónico y descenso del nivel de bicarbonato. Se distingue entre la acidosis metabólica (producida por un trastorno del metabolismo, como en el caso del coma diabético o del coma urémico) y la acidosis respiratoria (como por ejemplo, en la intoxicación por somníferos, asma bronquial).

Acidosis láctica

Forma especial de descompensación metabólica con producción aumentada de ácido láctico y aumento del cociente lactato/piruvato, que constituye un síntoma de la acidosis secundaria a una intensa hipoxia tisular. Complicación peligrosa del tratamiento antiguamente habitual con biguanidas, que han desaparecido del tratamiento de la diabetes justamente por producir acidosis láctica ocasionalmente letal. La presentación de la acidosis láctica en la diabetes está estrechamente asociada a enfermedades generales concomitantes de gravedad (sepsis, insuficiencia renal, síndrome de choque, embolia pulmonar, infarto cardíaco, trastornos agudos del ritmo cardíaco, cirrosis hepática, distrofia hepática aguda). En tales enfermedades sistémicas graves, el tratamiento con biguanidas ha producido una progresión rápida de esta forma de acidosis, a consecuencia de la inhibición de la gluconeogénesis a partir del ácido láctico (acumulación prehepática de ácido láctico). A diferencia de la acidosis que se produce por falta de insulina, la acidosis láctica es un problema del metabolismo intermedio, generado primordialmente por hipoxia. La acidosis láctica se caracteriza por una alta mortalidad, debido a las graves enfermedades que la causan. Con la administración de bicarbonato o de tampón Tham, se logra solamente una mejoría de corta duración de la acidosis, con reoxidación incompleta del ácido láctico.

Adenoma de células insulares

Hiperplasia tumoral de los islotes de Langerhans con riesgo latente de hipoglucemia producida por un hiperinsulinismo relativo. El diagnóstico de un tumor de este tipo es una de las pocas indicaciones actualmente vigentes para la realización del test de la tolbutamida. Este se considera positivo si después de la inyección del antidiabético, se produce una caída rápida y de larga duración de la glucemia.

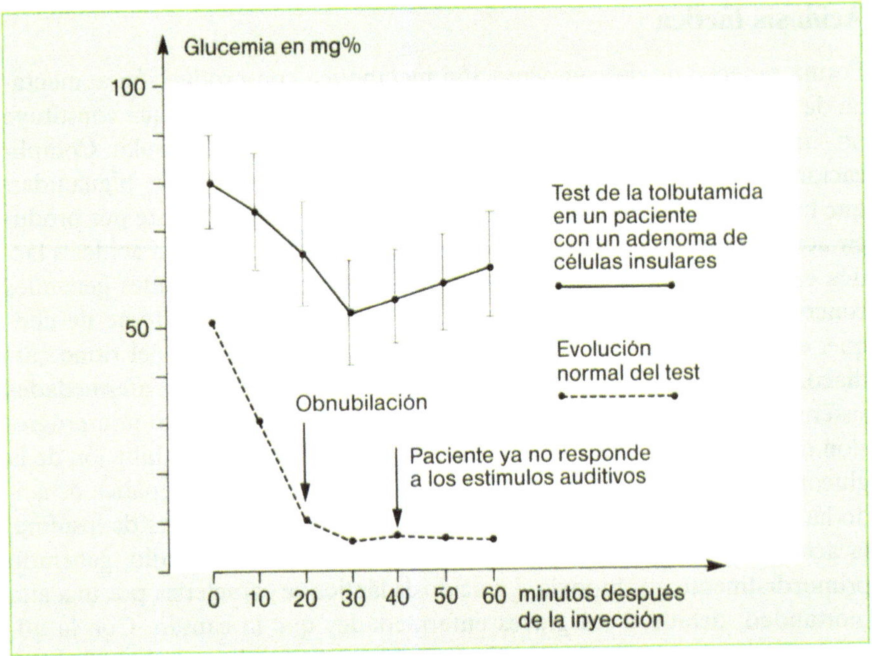

Test de la tolbutamida en un paciente con un adenoma de células insulares (según Förster)

Aglucosuria

Estado deseable en diabetes mellitus, en el cual la orina de 24 horas del paciente no contiene glucosa. La aglucosuria constituye un indicador seguro del buen manejo del trastorno metabólico, y se considera como una de las metas del tratamiento. En presencia de un umbral renal normal de glucosa, los diabéticos aglucosúricos tienen una glucemia inferior a 180 mg/dl. La aglucosuria pertenece a los criterios de compensación óptima de la diabetes de tipo II (diabetes mellitus no insulinodependiente, compensada con dieta o con medicación oral). Cuando la orina de los pacientes diabéticos insulinodependientes permanece constantemente libre de glucosa, podría existir el peligro de una hipoglucemia más intensa. Relacionando los valores de glucosuria con los perfiles diarios de glucemia y tomando en cuenta la función renal, se obtiene una evaluación sencilla del manejo del trastorno metabólico. En caso de intensa retención (glomeruloesclerosis diabética), la aglucosuria puede simular una regulación intacta en presencia de valores de glucemia de hasta 300 mg/dl.

Agregación de la insulina

Propiedad de las moléculas de insulina de agruparse, constituyendo complejos de peso molecular elevado. Las soluciones de insulina pierden muy rápidamente su estabilidad, tanto a 25 como a 37 °C y se convierten en una mezcla heterogénea de insulina diluida, insulina agregada y de varias sustancias acompañantes. El fenómeno de agregación de la insulina dificulta de un modo importante el llenado y el mantenimiento de las bombas de insulina y también de los aparatos de infusión de insulina. Factores físicos, químicos y termodinámicos parecen favorecer la agregación de la hormona. Ni las más perfecta purificación de la insulina puede impedir este fenómeno. La sulfatación y la eliminación del zinc parecen, empero, ayudar a mantener la solubilidad, al igual que el mantenimiento de una temperatura constante, el abstenerse de agitar las soluciones y el prescindir del uso de solventes y diluyentes inadecuados.

Los factores que influyen sobre la agregación de la insulina son: los movimientos de agitación, las temperaturas elevadas, la contaminación con iones metálicos, las preparaciones de insulina no bien purificadas, la difusión de CO_2, el descenso del pH, el contacto de la solución con partes metálicas en las bombas de infusión, la concentración de cloruro de sodio, el uso de solventes inadecuados, una temperatura inadecuada del refrigerador, las insulinas heterógenas y los sistemas tampones.

Agregación plaquetaria

Fenómeno fisiológico que forma parte de la coagulación de la sangre: aumento de la adhesividad y tendencia de las plaquetas circulantes a juntarse unas a otras y aglutinarse, formando complejos celulares de mayor tamaño (microtrombos). El proceso es inducido por el tromboxano, sustancia originada a partir de las prostaglandinas, que primero conduce a una alteración creciente de la forma de los trombocitos: éstos pierden su forma de placas biconvexas y se aplanan. Este proceso es dependiente del ADP, sustancia portadora de energía. El aumento de la agregación plaquetaria juega un rol de especial importancia en el desarrollo de la ↑ retinopatía diabética, cuya evolución progresiva puede explicarse a través de una producción excesiva y constante de tromboxano. Los factores nombrados parecen provocar, en parte, la aceleración de la progresión de la ateroesclerosis que se observa en la diabetes.

Alergia a la insulina

Reacciones alérgicas a la insulina exógena administrada por vía parenteral. Las reacciones pueden alcanzar diferente intensidad, desde un eritema leve a una urticaria generalizada, y más aún, hasta un choque anafiláctico. Se distingue entre las reacciones alérgicas precoces y las de tipo tardío. Hasta ahora no ha sido posible evitar completamente estas reacciones, aun aplicando métodos óptimos de purificación de la insulina. Las reacciones alérgicas pueden ser producidas por la insulina misma o por sustancias agregadas a ella, como retardadores de la absorción, estabilizadores de la solución o desinfectantes, y, menos frecuentemente, también por los desinfectantes de uso externo aplicados sobre la piel antes de la inyección. Las reacciones cutáneas producidas por las sustancias agregadas son más frecuentes que las que ocasiona la insulina misma. En el caso individual parece aconsejable un cambio del tipo de insulina. Hoy en día se aplica preferentemente la ↑ insulina monocomponente (MC), la insulina de cerdo y, ultimamente, la insulina humana.

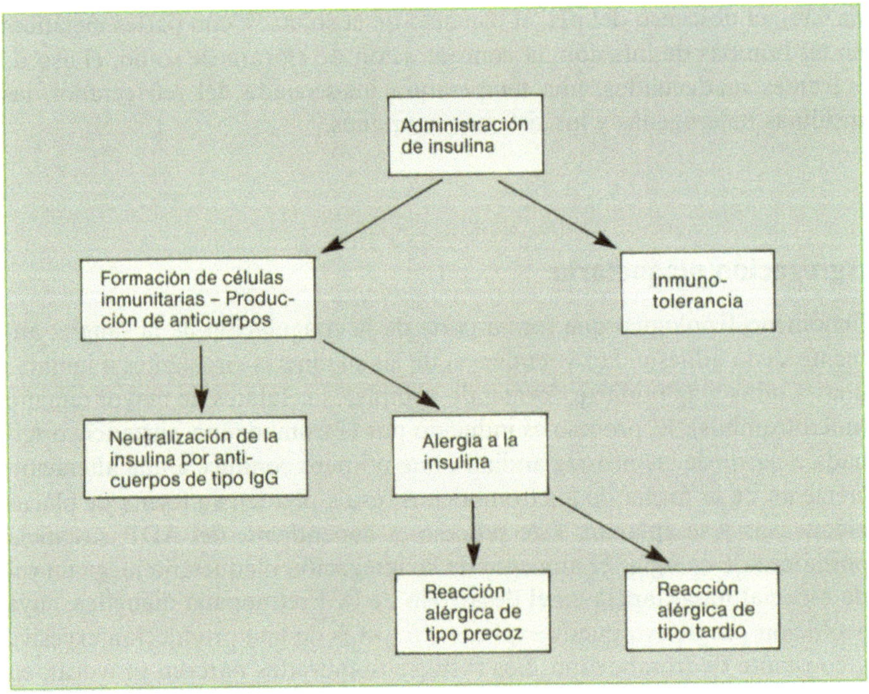

Esquema del desarrollo de respuestas inmunitarias específicas en el curso de la terapia con insulina (según Kerp, L. y Kasemir, H.: Monografías Sandoz 9, Nuremberg 1973).

Alteración estructural de la miosina

Transposición de las fracciones de miosina en el interior de las fibras musculares cardíacas, característica de la diabetes mellitus, que ha sido demostrada en la experimentación animal. Se sospecha que esta alteración de la miosina es un factor que contribuye a la ↑ miocardiopatía diabética.
En la diferenciación de las distintas fracciones de miosina puede demostrarse la fracción V_3 en cantidades anormalmente aumentadas. Debido a que esta fracción posee el menor contenido de ATPasa cálcica, se le atribuye una capacidad inferior de liberación de energía. De esto se deduce que la miocardiopatía diabética se desarrolla sobre la base de una disminución autónoma de la contractilidad miocárdica, cuyas causas son trastornos de la estructura y la función de las subfracciones de la miosina.

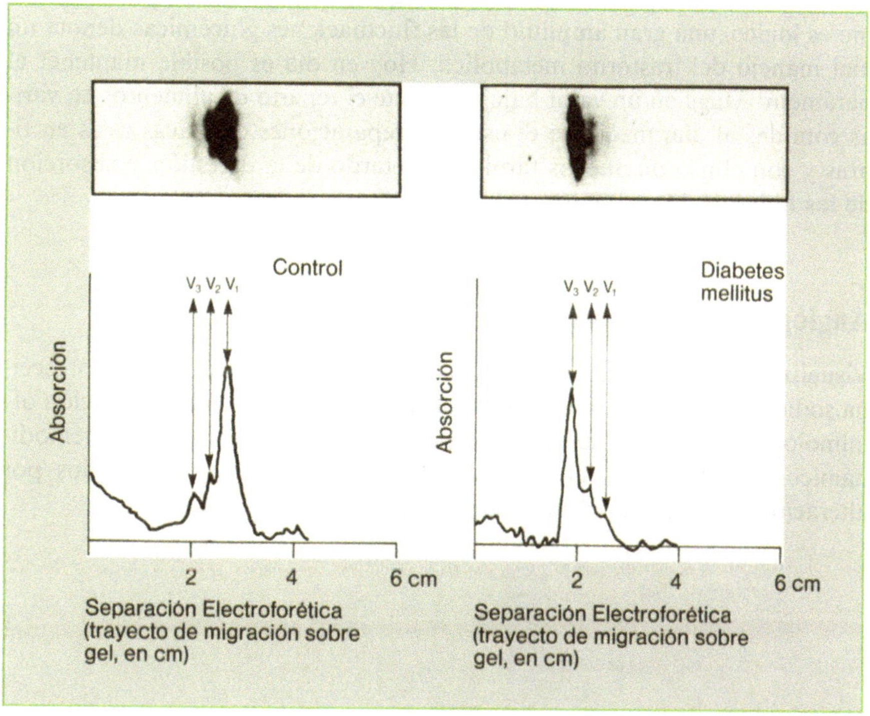

La miosina y sus fracciones, proteínas contráctiles de las células musculares cardíacas, sufren alteraciones características en la diabetes. Mediante separación electroforética se pone de manifiesto una relación de las fracciones V_1, V_2 y V_3 entre sí, intensamente alterada en comparación al modelo normal. En el miocardio ventricular del corazón diabético predomina la miosina V_3, lo que puede ser una de las causas de la disminución del rendimiento miocárdico que se observa en la miocardiopatía diabética. Pietri y cols.: Diabetes, 29, 668 (1980).

Amir

Anomalías microvasculares intrarretinales: diagnóstico oftalmológico como signo precoz del desarrollo de una retinopatía proliferativa: inicio de modificaciones vasculares de los capilares retinales a nivel retinal. La prueba de Amir se verifica especialmente bien mediante angiogramas con fluoresceína (angiografía fluorescente), determinando casi siempre la indicación de una terapia con láser.

Amplitud media de las fluctuaciones glucémicas (Mage)

Magnitud media de las fluctuaciones de la concentración de glucosa en la sangre, como parámetro de la compensación de la diabetes. Si la Mage es baja, se considera que el metabolismo diabético está bien compensado; como es lógico, una gran amplitud de las fluctuaciones glucémicas denota un mal manejo del trastorno metabólico. Hoy en día es posible mantener el parámetro Mage en un valor bajo mediante el reparto de alimentos en varias comidas al día, mediante el uso de preparaciones dietéticas ricas en fibras y con el uso de nuevos fármacos (retardo de la digestión y absorción de los hidratos de carbono).

Angiografía por fluoresceína

Visualización de los vasos sanguíneos mediante una solución de fluoresceína sódica. Procedimiento que se emplea especialmente en la evaluación oftalmológica del fondo de ojo, para poner en evidencia trastornos hemodinámicos con lesiones del lecho capilar y daños retinales causados por alteraciones vasculares (↑ microangiopatía diabética).

Antagonistas de la insulina

Mecanismos que actúan en sentido contrario al efecto de la insulina (hormonas antagonistas, anticuerpos anti-insulina, anticuerpos anti-receptores). A las hormonas antagonistas clásicas pertenecen:

1. Glucagón (Aumento de la glucogenolisis hepática con elevación consiguiente de la glucemia).
2. Adrenalina (Inhibición de la secreción de insulina, aumento de la lipólisis y de la degradación del glucógeno, disminución de la captación periférica de glucosa).
3. ACTH y glucocorticoides (ambos estimulan la gluconeogénesis a partir de aminoácidos en el hígado y riñón, favorecen la lipolisis en el tejido adiposo, estimulan la síntesis de glucógeno e inhiben la oxidación periférica de la glucosa y la síntesis proteica).
4. Hormona de crecimiento (Hormona anabólica con intenso efecto lipolítico y de inhibición de la oxidación de la glucosa, hiperglucemia, hiperinsulinismo secundario, agotamiento tardío de las células beta con manifestación de diabetes).
5. Hormona lactógena placentaria (HPL = human placenta lactogen) que favorece la resistencia a la insulina y aumenta la concentración de ácidos grasos libres en la sangre.
6. Tiroxina (Aceleración de todos los procesos metabólicos de crecimiento tisular y del organismo en general; aceleración de la captación y oxidación de la glucosa en las células; presunto daño a las células beta del páncreas, aceleración de la degradación de la insulina, estimulación de la glucogenolisis).
7. Aldosterona (Leve efecto corticomimético, intolerancia a los carbohidratos producida por hipopotasemia: por falta de potasio, la célula beta pierde su capacidad de reaccionar rápidamente al estímulo de la glucosa produciendo insulina).

Anticuerpos anti-insulina

Anticuerpos neutralizantes específicos de la insulina, catalogables en la clase G de las inmunoglobulinas (IgG) y que, de acuerdo a la intensidad de la respuesta inmunitaria del paciente, aparecen durante el transcurso de la terapia insulínica de la diabetes mellitus, neutralizando el efecto de la insulina. Una alta concentración de anticuerpos significa para el paciente un consumo fuertemente aumentado de insulina asociado a un aumento de los requerimientos de la hormona, y en casos aislados, incluso, la necesidad de administrar insulina soluble por vía intravenosa. La determinación de anticuerpos anti-insulina se efectúa por el método de dilución con isótopos (con insulina marcada con yodo^{125}), asociado a la determinación de la capacidad de unión a la insulina en el suero.

Aparato portátil de dosificación y regulación de insulina (Pidra)

Bomba de infusión de insulina que suministra la hormona a través de un finísimo catéter subcutáneo o endovenoso. El Pidra es la versión portátil más pequeña del ↑ páncreas artificial, que carece, sin embargo, de sensor de glucosa y ordenador. Este no reemplaza ni la determinación de los valores de glucemia ni la dosificatión exacta de insulina de acuerdo a los requerimientos correspondientes.

Asociación HLA

El sistema HLA, localizado sobre el brazo corto del cromosoma 6 en el ser humano, constituye el principal complejo de histocompatibilidad y se compone de los locus génicos HLA-A; HLA-B; HLA-C, HLA-D y HLA-D/Dr.

En los diabéticos de tipo I existe una asociación positiva a los locus génicos HLA-Dr3 y HLA-Dr4, y una asociación negativa con el HLA-Dr2. A partir de este hecho, se ha intentado realizar una predicción del riesgo relativo de la enfermedad. Los seres humanos positivos para el HLA-Dr3 tienen un riesgo 3 a 4 veces mayor; los positivos para el HLA-Dr4 tienen un riesgo 6 a 7 veces mayor, y el riesgo de diabetes de tipo I en los sujetos positivos para los dos locus HLA-Dr3 y HLA-Dr4 es, incluso, 20 a 40 veces superior.

Asociación HLA-Dr y Diabetes mellitus de tipo I según Goldmann

HLA	Positivos/ Casuística total	Porcentaje (%)
Dr2	3/54	6
Dr3	24/54	44
Dr4	33/54	61
Dr3 y Dr4	9/54	17
Dr3 y/o Dr4	48/54	88
ni Dr3, ni Dr4	6/54	12

Aspartato

Edulcorante artificial, pobre en calorías, que es un éster dipeptídico, compuesto de ácido aspártico y L-fenilalanina. Su poder edulcorante es aproximadamente 180 a 200 veces más intenso que el de la sacarosa (sucrosa).

Fórmula: Metiléster de L'aspartilo-L-fenilalanina

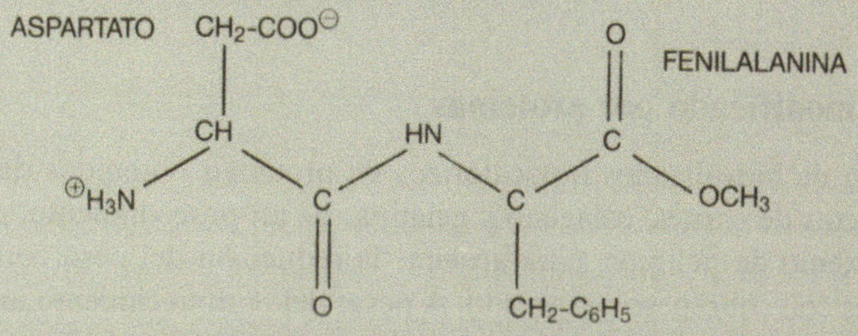

Poder edulcorante 180–220 veces más alto que el del azúcar, es decir, 20 mg de Aspartato equivalen a: 20 mg x 200 = 4000 mg = 4 gramos, o 1 terrón de azúcar.
1 "Canderel" (1 tableta) = 1 caloria – 1 terrón de azúcar = 16 calorias

Autoanticuerpos anticélulas insulares

Anticuerpos dirigidos contra las células de los islotes de Langerhans, que se producen cuando el organismo reconoce inmunológicamente dichas células como extrañas a él, después de un ↑ transplante de células insulares. La formación de estos anticuerpos conduce – tarde o temprano – a una inactivación completa del injerto realizado. Este fenómeno dificulta los intentos de curar la diabetes mediante el transplante de células insulares.

Autocontrol

Programa de control y vigilancia de la diabetes, efectuado por el propio paciente, con el objeto de alcanzar y mantener un estado óptimo de compensación metabólica. (↑ Criterios de control diabético).

Al programa mínimo pertenecen:

1. Control diario del peso corporal
2. Disciplina dietética
3. Mediciones semanales de glucosa en la orina

El programa máximo comprende, además de la determinación de la glucosa urinaria varias veces al día, algunas mediciones de la glucemia, especialmente en la diabetes inestable, con corrección eventual si es necesario, de la dosis de insulina. El registro de los valores determinados por el paciente y su discusión posterior con el diabetólogo – que representa el último eslabón – son las bases de la eficiencia del autocontrol. Sin una instrucción y una motivación adecuadas del paciente, este método de autocontrol carece de efecto.

Ayuno modificado por proteínas

Ingestión de hidrolizados hipocalóricos de proteínas obtenidos de leche y de extractos de carnes, colágeno y gelatina. Es un procedimiento, no claramente exento de peligros, para acelerar la reducción del peso corporal en pacientes con sobrepeso exagerado. A pesar del enriquecimiento en sustancias proteicas con aminoácidos esenciales, se produce un balance nitrogenado negativo y fusión de proteínas musculares que puede provocar daños estructurales peligrosos a nivel del miocardio. Las hipopotasemias concomitantes pueden desencadenar arritmias de carácter grave, a las cuales pueden imputárseles algunos casos fatales. La adición de un aporte proteico complementario a las dietas hipocalóricas sigue siendo una modificación razonable que mejora el balance nitrogenado al contrarrestar el efecto catabólico de la dieta de reducción sobre el equilibrio de las proteínas y el metabolismo muscular.

Biguanidas

Grupo de fármacos, de un tipo químico claramente definido, actualmente apenas usadas en el tratamiento oral de la diabetes mellitus. Su aplicación produce efectos clínicos deseables, como la disminución de la absorción de glucosa, la reducción de peso y la mejoría de la reacción periférica a la insulina. La frecuencia de aplicación de las biguanidas era considerable en los años setenta; fueron retiradas, del comercio, con pocas excepciones, debido al peligro potencial de acidosis. En general, rige hoy en día la recomendación de prescindir de la prescripción de biguanidas por razones de seguridad. Esto es ahora más fácil, desde la introducción de principios terapéuticos alternativos, como ↑ la inhibición de las glucosidasas.

Body-Mass-Index (BMI)

Nueva unidad de medida para la valoración del sobrepeso, que pone el peso corporal en kg en relación con la altura del cuerpo elevada al cuadrado.

El límite superior del BMI es de unos 25, tomándose los valores de entre 20 y 25 como buenos hasta aceptables para el ajuste de la diabetes. Todos los valores por encima de 25 significan sobrepeso, los que sobrepasan 30, obesidad.

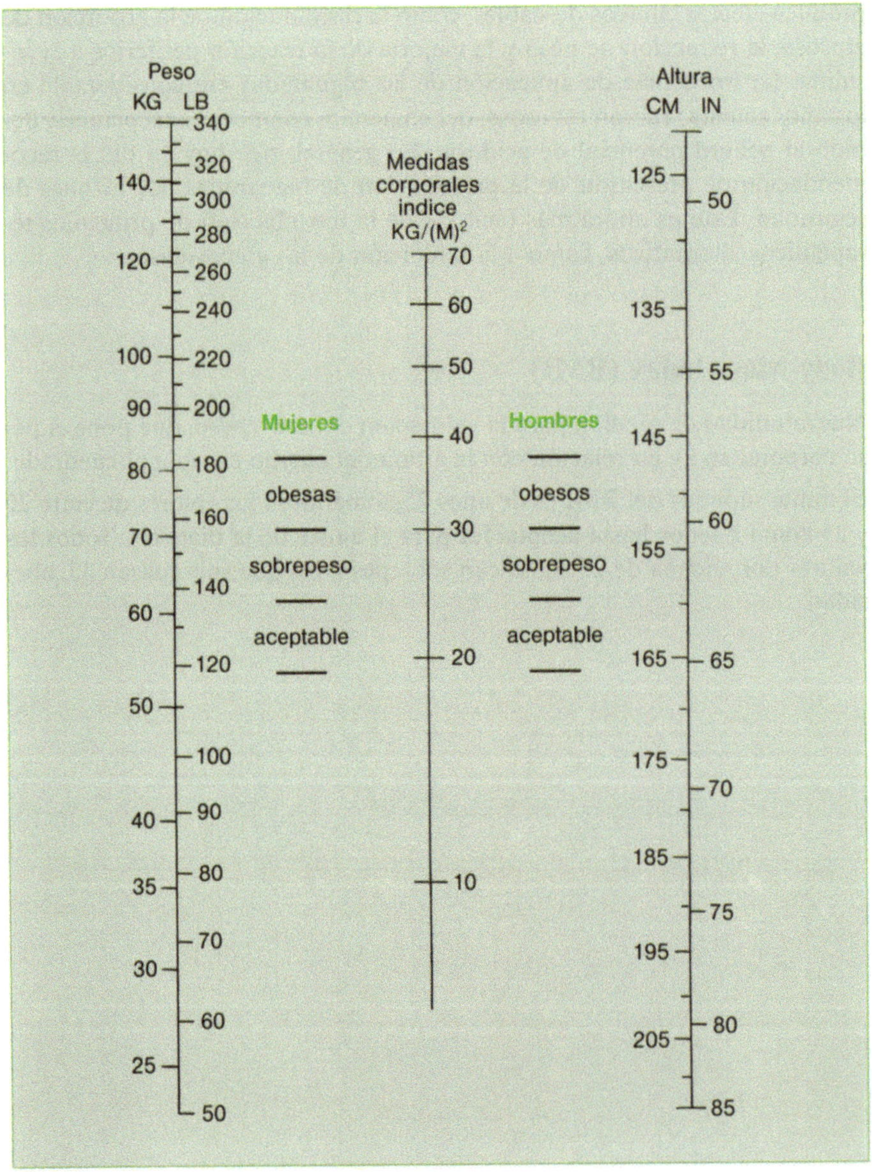

Nomograma para la determinación del Body-Mass-Index en razón al peso corporal, escala izquierda, y altura del cuerpo, escala derecha.

Bomba de infusión de insulina

Aparato destinado a la administración parenteral contínua de insulina exógena. Las pequeñas bombas portátiles, que pueden fijarse con correas al cuerpo del paciente (↑ Pidra), han demostrado su efectividad en caso de fluctuaciones intensas de la glucemia. Su aplicación metabólica cuando existe un requerimiento bajo de insulina, mediante la administración continua de una tasa basal pequeña. Común a todas las bombas de insulina es un sistema de tubos flexibles y un reservorio de insulina, que debe volver a llenarse a intervalos de varias semanas, además de una parte mecánica programable. Junto a la tasa basal (infusión permanente) pueden administrarse dosis bolus extra, en relación con las comidas. El tratamiento con la bomba de infusión de insulina solamente tiene éxito, cuando el paciente está perfectamente instruido en la técnica y manejo de la misma y está dispuesto a esforzarse en cumplir los requisitos que exige el diagnóstico (Autocontroles glicémicos). Entonces será premiado con un ajuste estable y una administración de insulina individualmente controlada a nivel contínuo.

Bomba de insulina

↑ Bomba de infusión de insulina

Bullosis diabeticorum

Dermatosis bullosa que se observa en diabetes de larga duración, asociada a menudo a neuropatía diabética, y caracterizada por pequeñas ampollas y bullas más grandes que aparecen en las extremidades (↑ Necrobiosis lipoídica). La dermatosis aparece sin un factor desencadenante aparente y desaparece sin dejar cicatrices.

Catarata

La cristalinopatía diabética es una complicación conocida desde hace mucho tiempo. La verdadera opacidad diabética del cristalino es relativamente rara, aparece especialmente en los diabéticos juveniles y se caracteriza por una progresión rapida. En los diabéticos de edad avanzada se producen frecuentemente formas mixtas, en combinación con la catarata senil. El porcentaje de diabéticos con catarata es de aproximadamente un 15%. El tratamiento de elección es la extirpación del cristalino.

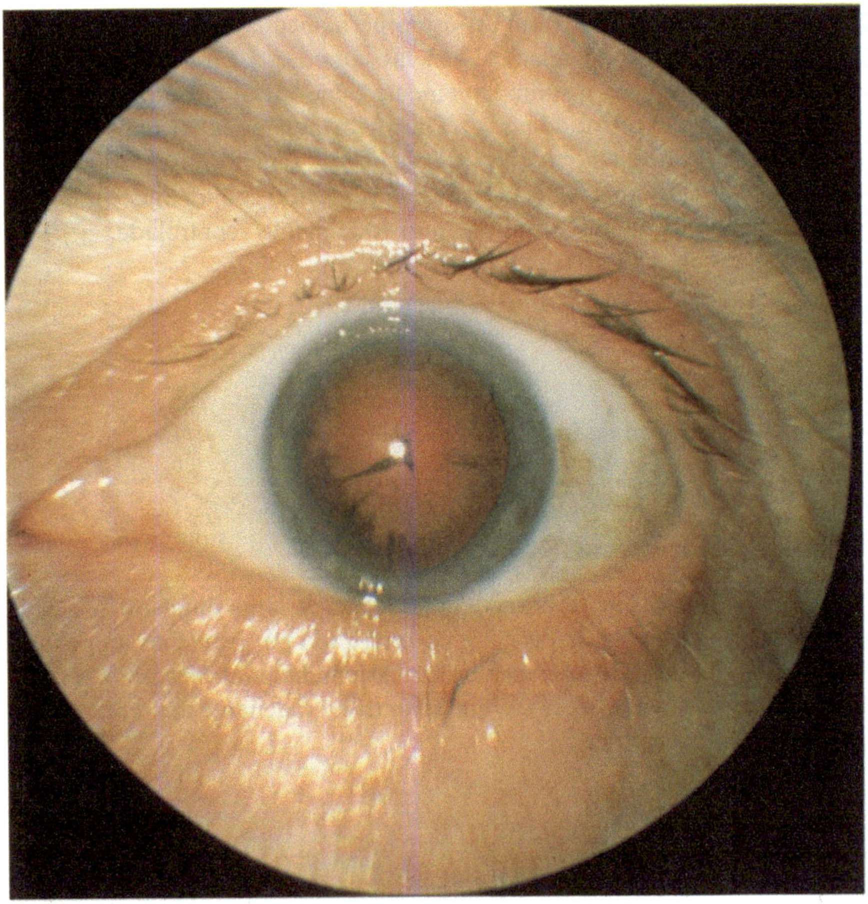

Catarata sen.

Célula beta artificial (Páncreas artificial)

Dispositivo automático que imita artificialmente la función reguladora que ejercen las células beta sobre el nivel sanguíneo de glucosa, a través de la combinación de un sensor de glucosa, de funcionamiento continuo, un ordenador que regula, por una parte la cantidad necesaria de insulina (↑ bomba de insulina) para mantener una glucemia normal (↑ homeostasis de la glucosa) y por otra parte, la cantidad de glucosa necesaria para evitar la hipoglucemia (bomba de glucosa). La célula beta artificial sirve para la recompensación y regulación del trastorno metabólico en situaciones especiales, como el coma diabético, durante intervenciones quirúrgicas o para resolver cuestiones de naturaleza científica.

Células alfa

Células del aparato insular de Langerhans que producen glucagón. En el ↑ síndrome de McQuarrie no hay células alfa. La estimulación de las células alfa se produce especialmente por hipoglucemia, arginina y por el trabajo muscular. La hiperglucemia (sobrecarga oral de glucosa) y la somatostatina inhiben su función.

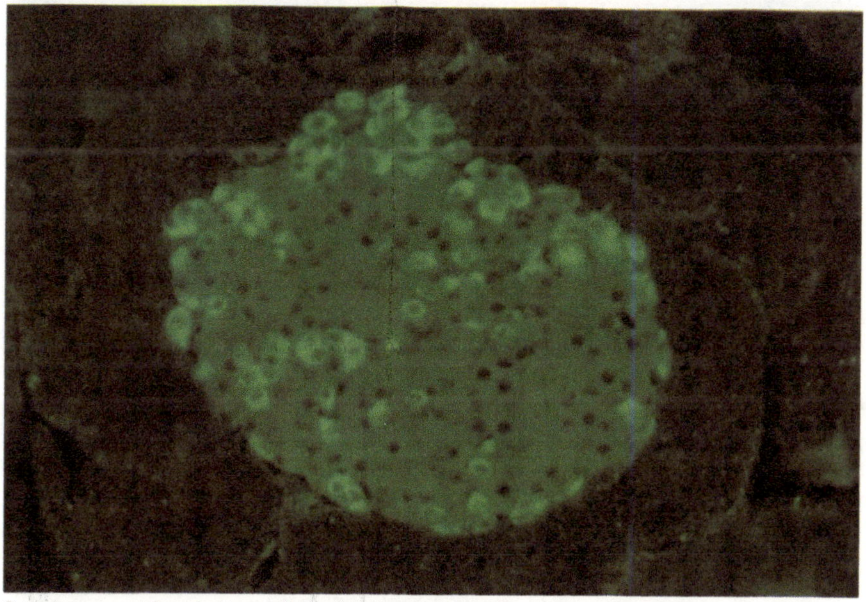

Se muestra un islote de Langerhans del páncreas. Mediante tratamiento con un anticuerpo antiglucagón, se obtuvo el contraste óptico de las células alfa por inmunofluorescencia.

Células beta

Nombre de las células que producen la insulina en los islotes de Langerhans del páncreas. Las células beta pueden diferenciarse de las células alfa (que producen el glucagón) por medio de métodos de tincción especiales. Las células beta son complejos celulares histológicamente demostrables, cuya destrucción (ocasionada probablemente por un trastorno de tipo autoinmunitario) lleva a la manifestación de la diabetes por falta de insulina, o cuyo trastorno funcional (falta de adaptabilidad a los requerimientos o agotamiento) favorece el desarrollo de la diabetes del adulto. La capacidad de reacción de las células beta parece estar sometida a un ritmo de 24 horas: en las horas vespertinas son más susceptibles de agotarse y liberan menos insulina. El desarrollo de nuevas tecnologías hace posible la aplicación de las células beta artificiales.

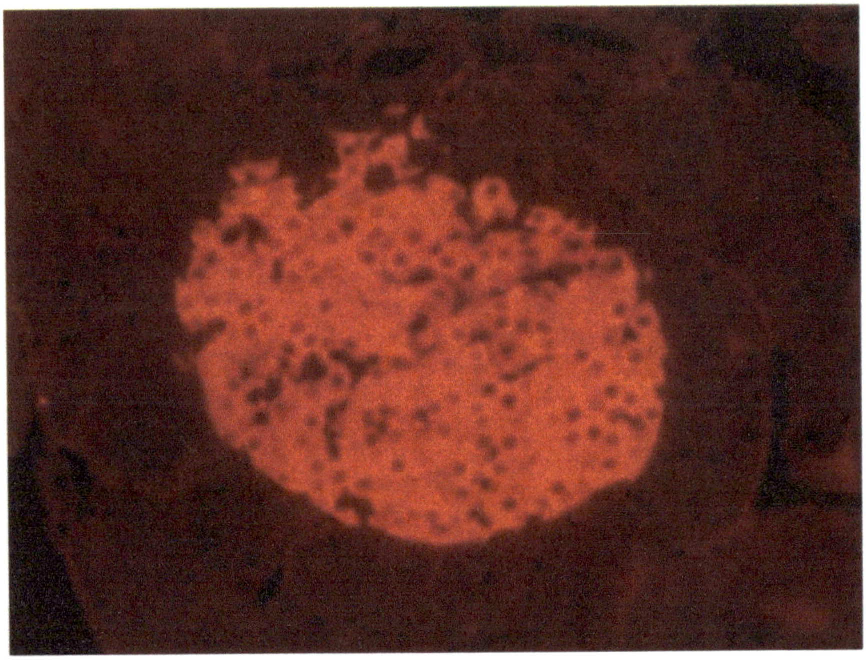

Se muestra un islote de Langerhans del páncreas. Mediante tratamiento con un anticuerpo antiinsulina, se obtuvo el contraste óptico de las células beta por inmunofluorescencia.

Células D

Tercer tipo de células en el aparato celular de los islotes de Langerhans. Estas células son raras en comparación a las células alfa y beta. No se sabe si las células D ejercen otra función además de la secreción de somatostatina.

Cetoacidosis

Esta descompensación metabólica de la diabetes mellitus lleva con gran frecuencia al coma, a consecuencia de una deficiencia de insulina absoluta o relativa. Debido a la disminución de la utilización de la glucosa en la musculatura y al disminuir la inhibición de la lipolisis en el tejido adiposo, los ácidos grasos aumentan enormemente su concentración en la sangre y son metabolizados en todos los tejidos. Los ácidos grasos libres en exceso son metabolizados en el hígado a acetil-CoA, que es oxidado ulteriormente en el ciclo del ácido cítrico, o bien, son reincorporados para la resíntesis de ácidos grasos. A consecuencia del intenso bloqueo de estas vías metabólicas por la oferta excesiva de ácidos grasos, se produce ácido acetoacético, ácido beta-hidroxibutírico y acetona. Estos productos metabólicos (↑ cuerpos cetónicos) inundan todo el organismo y producen una disminución considerable del pH de la sangre. La deshidratación intracelular y extracelular con pérdida intensa de electrolitos por la orina, con hiperosmolaridad progresiva, cierra finalmente el círculo vicioso del coma cetoacidótico diabético.

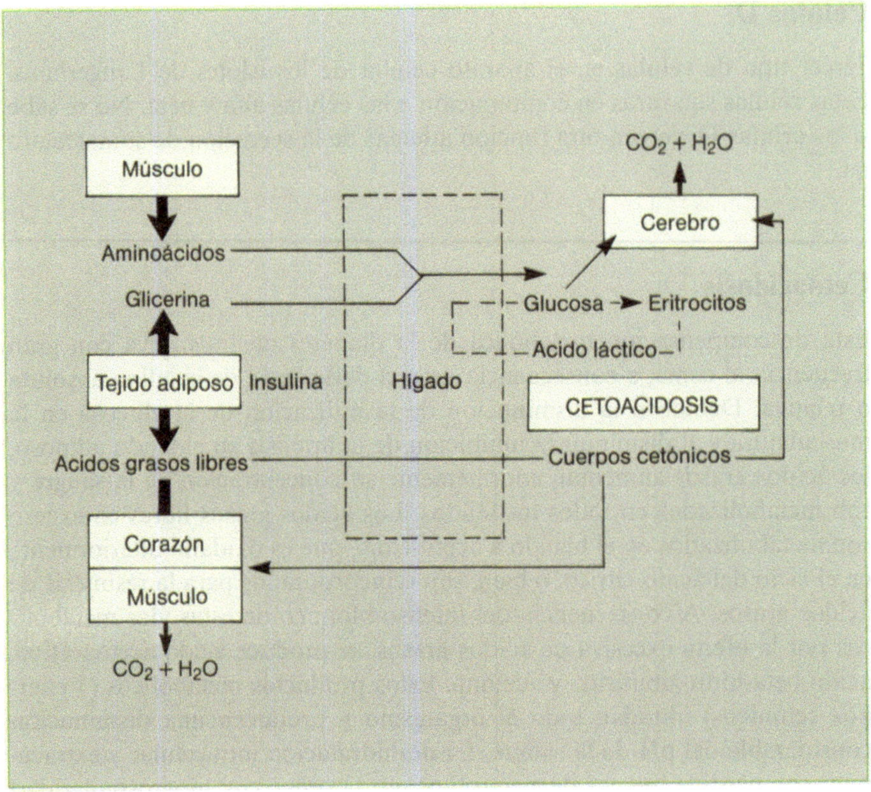

Descompensación metabólica diabética con cetoacidosis (según Froesch)

Cetonuria

Eliminación urinaria de acetona a consecuencia de una lipolisis aumentada, que se observa en sujetos metabólicamente normales bajo condiciones de ayuno y en los diabéticos al suspender la insulina. La detección de acetona en la orina, combinada con hiperglucemia significa falta de insulina, mientras que la cetonuria con glucemia normal significa cetosis por hambre. Procedimiento de análisis con los comprimidos Acetest® y las cintas Ketostix®, basadas en el principio de la ↑ reacción de Legal.

Ciclamato

Edulcorante usado para «satisfacer la necesidad de endulzar» (Mehnert). A diferencia de los sucedáneos del azúcar, no es necesario tomar en cuenta el edulcorante para el cálculo de la dieta porque es completamente acalórico. Fuera de esto, el ciclamato no ejerce influencia alguna sobre los requerimientos de insulina. Se le considera como una sustancia inocua, aun cuando en años recientes se ha llamado una y otra vez la atención sobre posibles inconvenientes toxicológicos y oncológicos, éstos últimos observados a dosis extremadamente altas en experimentos en animales. A la dosis diaria habitual de 5 a 15 mg/Kg de peso corporal, el ciclamato es más una ayuda para el gusto que un peligro para el paciente (↑ Aspartato, ↑ sacarina).

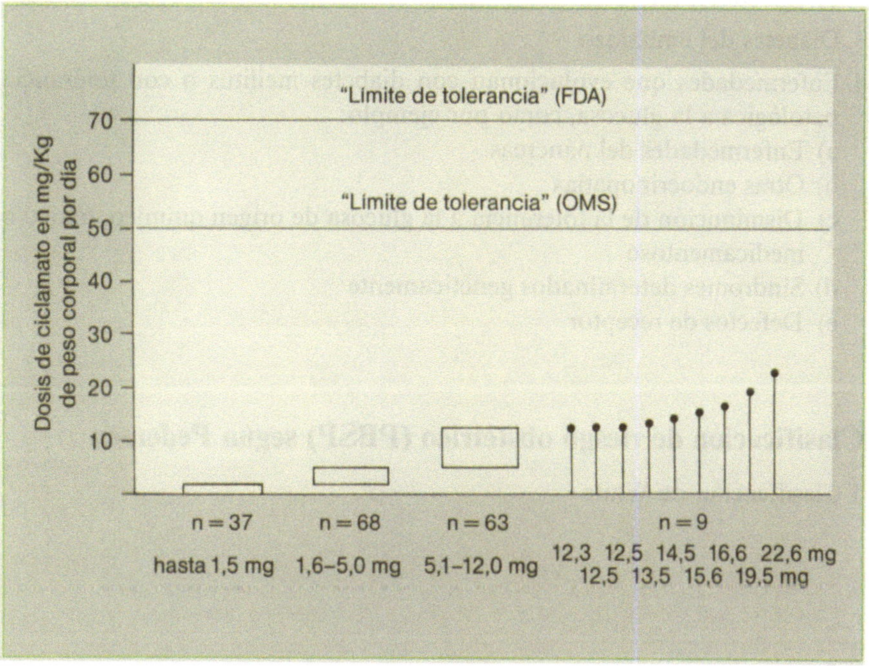

Dosis de ciclamato por Kg de peso corporal

Clasificación

División de la diabetes mellitus en distintas formas. Sigue siendo sólo un intento y no pretende ser ni completa ni definitiva, mientras haya todavía numerosos interrogantes etiológicos y fisiopatológicos sin respuesta. La clasificación siguiente corresponde al estado de conocimiento actual.

1. Diabetes mellitus
   Diabetes mellitus de tipo I (insulinodependiente)
   Diabetes mellitus de tipo II (no insulinodependiente):
   - Tipo II a, con peso normal
   - Tipo II b, con sobrepeso
2. Tolerancia patológica a la glucosa
   a) con peso normal
   b) con sobrepeso
3. Diabetes del embarazo
4. Enfermedades que evolucionan con diabetes mellitus o con tolerancia patológica a la glucosa, como por ejemplo:
   a) Enfermedades del páncreas
   b) Otras endocrinopatías
   c) Disminución de la tolerancia a la glucosa de origen químico, tóxico o medicamentoso
   d) Síndromes determinados genéticamente
   e) Defectos de receptor

Clasificación de riesgo obstétrico (PBSP) según Pedersen

↑ Clasificación de White

Clasificación de White

Esta clasificación para las embarazadas diabéticas (en grupos desde «A» a «F», así como, «R» = retinopatía y «FR» = retinopatía y nefropatía) sirve para determinar con precisión el momento de la inducción del parto. En el transcurso de la gestación puede cambiar la asignación de la paciente a una u otra clase de White. Para la evaluación se usan parámetros ya existentes antes del embarazo: edad de la paciente en el momento de la manifestación de la enfermedad, duración de la diabetes, tratamiento con insulina, presencia de retinopatía, de nefropatía y de calcificaciones vasculares.

No se utilizan: la calidad de la compensación, las particularidades metabólicas durante el embarazo, como cetoacidosis, hipoglucemias, gestosis y episodios de pielonefritis. Estos últimos se incluyen en la clasificación de Pedersen (PBSP = signos de mal pronóstico en el embarazo).

Clasificación de las embarazadas, según White

Grupo	Edad de manifestación (en años)	Duración de la diabetes (años)	Insulina*	Retinopatía	Nefropatía	Calcificaciones vasculares
A**	cualquiera	cualquiera	Ø	Ø	Ø	Ø
B	>20	<10	+	Ø	Ø	Ø
C	10–19	10–19	+	Ø	Ø	Ø
D	<10	>20	+	+	Ø	+(Piernas)
E	cualquiera	cualquiera	+	+/Ø	Ø	+(Pelvis)
F	cualquiera	cualquiera	+	+/Ø	+	+/Ø
R	cualquiera	cualquiera	+	+	Ø	+/Ø
FR	cualquiera	cualquiera	+	+	+	+/Ø

* o antidiabéticos orales
** TTOG patológico

Cociente dietético

Relación de la distribución porcentual de los hidratos de carbono (Kh), grasas (F) y proteínas (E), en relación al contenido total en calorías de una dieta individual. El cociente dietético recomendado, se consideró durante muchos años como una «cuestión ideológica de las distintas escuelas dietéticas» y varió entre esquemas ricos en grasas/pobres en carbohidratos y pobres en grasas/ricos en carbohidratos, como también formas de dieta libres.

	Kh	F	E
Alimentación general (RFA)	47,8%	39,6%	12,6%
Dieta de diabetes (RFA)	40-45%	35-40%	15-20%
Recomendación de la sociedad americana de Diabetes (ADA, EEUU)	50-60%	ca. 30%	12-20%

Cociente p/s de ácidos grasos

Relación de las grasas no saturadas (=p) con respecto a las grasas saturadas (=s). Para la reducción de los niveles elevados de colesterol sérico se recomienda elevar el cociente p/s a un valor superior a 1. En la dieta normal, este cociente es aproximadamente igual a 0,4. Su aumento se logra al consumir preferentemente grasas y aceites vegetales (ricos en ácidos grasos no saturados).

Coma cetoacidótico diabético

↑ Coma diabético

Coma diabético

Descompensación grave de la diabetes mellitus, con pérdida de la conciencia. La mortalidad es todavía en la actualidad, del 6 al 10%. Si la perdida de conciencia no es completa, se habla de un pre-coma diabético. La subclasificación del coma diabético se basa en sus distintos tipos fisiopatológicos:

1. Coma cetoacidótico diabético
2. Coma hiperosmolar diabético, no cetoacidótico
3. Coma lactacidótico diabético

El coma cetoacidótico diabético se caracteriza por una intensa hiperglucemia, con cuerpos cetónicos demostrables en la orina, acidosis, con pH sanguíneo inferior a 7,2, un nivel de bicarbonato estándar disminuido a valores inferiores a 10 mmol/l, y una osmolaridad sérica sólo moderadamente aumentada.
El coma hiperosmolar diabético se caracteriza por una intensa hiperglucemia, con hiperosmolaridad masiva, sin acidosis ni cetonuria, pero a menudo, con una deshidratación extrema.
La acidosis láctica de los diabéticos, que se observaba antes frecuentemente como complicación de un tratamiento mal indicado con biguanidas en caso de enfermedades concomitantes que evolucionan con hipoxia, se ha convertido en una rareza después de la prohibición de las biguanidas.
Las bases del tratamiento del coma diabético son: la administración de líquido, la substitución de insulina, la compensación de los trastornos electrolíticos, la vigilancia intensiva del paciente y el tratamiento de las complicaciones concomitantes.

Coma hiperosmolar diabético

↑ Coma diabético

Complicaciones del embarazo

1. De la madre

Hiperemesis gravídica
Debe prestársele especial atención, debido al peligro de una descompensación metabólica hipoglucémica. En esta situación, los errores en la dosificación de la insulina pueden llevar también a descompensaciones de tipo cetoacidótico.

Infecciones de las vías urinarias
Mayor incidencia en las diabéticas. La administración de sulfonamidas y tetraciclinas está contraindicada debido al riesgo de posibles malformaciones teratogénicas o de trastornos de la mineralización.

Abortos
Los abortos en la fase precoz del embarazo ocurren en cerca del 10% de los casos; los abortos tardíos son frecuentes por los trastornos circulatorios que aparecen debido a la microangiopatía, a los niveles fluctuantes de glucemia y a la cetoacidosis, que es especialmente peligrosa.

Hidramnios
La complicación más frecuente, que se observa en cerca del 40% de las gestantes diabéticas. El hidramnios se define como un aumento de la cantidad de líquido amniótico a más de 2,0 litros. Un hidramnios es un signo de mal pronóstico, se lo considera como un factor de gestosis y causa, entre otras, complicaciones tales como el desencadenamiento prematuro de las contracciones del parto, la ruptura prematura de membranas y problemas con el cordón umbilical. La aparición de un hidramnios se asocia a un mal manejo del trastorno metabólico.

Eclampsia (Gestosis tardía E. P. H.)
(E = edema; P = proteinuria; H = hipertensión arterial). Complicación que aparece con una frecuencia significativamente superior en las embarazadas diabéticas, en comparación con las gestantes metabólicamente normales, y que se asocia a una mortalidad neonatal más alta. Como causa de gestosis se discuten, junto al hidramnios y a las alteraciones de la placenta, ante todo, las alteraciones de tipo microangiopático a nivel del útero.

2. Del niño

Hipertrofia fetal
Como causa de la hipertrofia fetal se consideran especialmente la hiperglucemia de la madre y la hiperinsulinemia del niño, provocada por ella. En la segunda mitad de la gestación, se produce en el feto una hiperplasia de las células de los islotes de Langerhans.

Malformaciones
Correlación negativa con un manejo constantemente adecuado del trastorno metabólico. Para evitarlas, deberá practicarse un control consecuente de la evolución, mediante ultrasonidos, y un manejo estricto del trastorno metabólico mediante ↑ ISCI, si no es posible lograrlo con el uso de la terapéutica convencional.

Cristalinopatía diabética

Opacidad progresiva del cristalino que aumenta de intensidad y de frecuencia con la duración de la diabetes y cuya presentación clínica corresponde a la de la catarata. De ella deben distinguirse las opacidades semejantes a copos de nieve que se desarrollan en la zona subcapsular del cristalino y que ocurren raramente en la diabetes juvenil.

Las manchas blancas que se producen en el cristalino se expanden con los años, constituyendo opacidades radiadas y pueden llegar a constituir una ↑ catarata total. De la cristalinopatía diabética deben separarse los trastornos de la acomodación de origen cristaliniano que se presentan durante el tratamiento insulínico reciente de la diabetes y que se atribuyen a una alteración aguda de la elasticidad del cristalino producida por un mejoramiento de su condición hidrópica (miopía progresiva en las etapas iniciales de la diabetes y normalización del poder de refracción en el transcurso del tratamiento).

Causas supuestas de la cristalinopatía diabética

1. Aumento del contenido en glucosa del humor acuoso, acompañado de una mayor producción de derivados metabólicos tóxicos.
2. Actividad fotoquímica de cuerpos proteicos incorporados al cristalino.
3. Restricción del intercambio de sustancias a nivel del epitelio del cuerpo ciliar, debido a alteraciones estructurales degenerativas de éste.
4. Trastorno de la permeabilidad de la cápsula del cristalino.
5. Tumefacción del cristalino a consecuencias de un trastorno de la osmolaridad.
6. Acidosis y desviación del pH como consecuencias del metabolismo alterado del humor acuoso.

Criterios de control diabético

(Según la Sociedad Alemana de Diabetes)

Normas generales para la evaluación de la calidad de la situación metabólica, con el objeto primordial de evitar o de retrasar las complicaciones vasculares. Hoy en día ya no se discute que la aparición de las complicaciones tardías de la diabetes está determinada por la duración y la magnitud de la hiperglucemia.

Existe una compensación óptima cuando:

1. El nivel de glucemia es normal o está cerca del valor normal, es decir, cuando en la sangre capilar se encuentran valores entre 90 y 160 mg/dl.
2. El paciente no presenta glucosuria.
3. El paciente alcanza su peso normal.
4. La HbA_1 esta por debajo del 6,5%.
5. No ocurren hipoglucemias severas.

Las hiperglucemias deberían ser una excepción y durar lo menos posible. Las hipoglucemias leves, que los pacientes bien instruídos al respecto notan inmediatamente, son bien toleradas por éstos.

Grupos de riesgo de hipoglucemia:

1. Pacientes cuyas hipoglucemias cursan asintomáticamente.
2. Pacientes con retinopatía proliferativa.
3. Pacientes con hemorragias retinales recientes.
4. Pacientes con trastronos del ritmo cardíaco que requieren tratamiento.
5. Pacientes con esclerosis cerebral.

Cuerpos cetónicos

Productos de degradación que resultan del metabolismo de las grasas en condiciones de lipolisis. A ellos pertenecen el ácido acetoacético, el ácido beta-hidroxibutírico y la acetona. La acetona se produce por decarboxilación espontánea no enzimática del ácido acetoacético. La concentración normal en el suero es de 3-7 mg/dl y aumenta intensamente en los estados de hambre y de carencia de insulina.

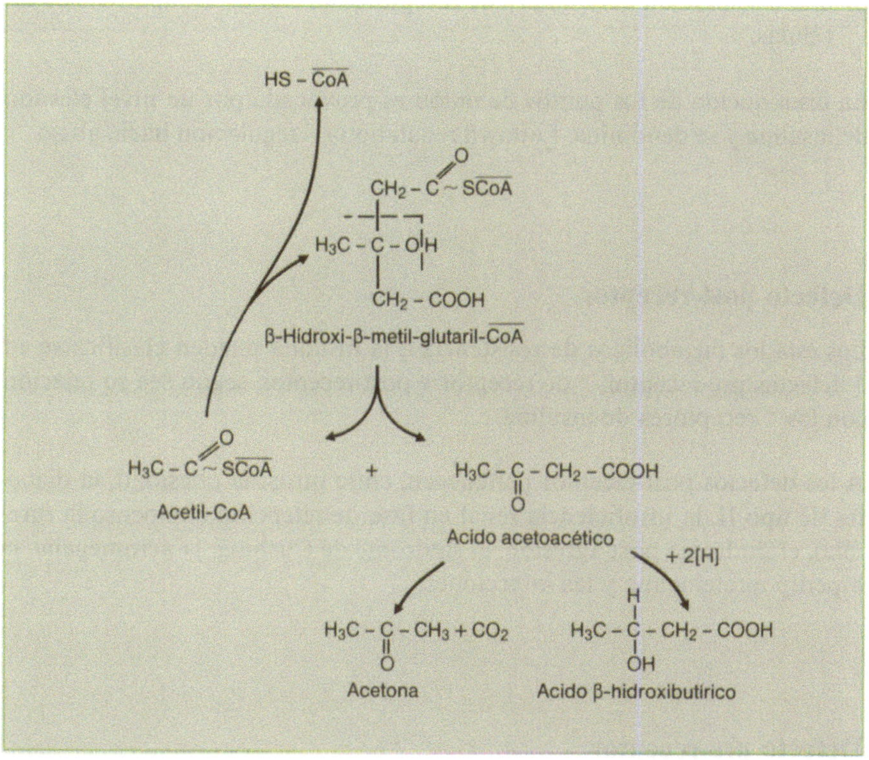

Formación de cuerpos cetónicos (cetogénesis). Tomado de: P. Karlson: «Biochemie», Editorial Thieme (1961).

Choque hipoglucémico

Pérdida de la conciencia que ocurre además de los signos clínicos de un descenso de la glucemia. (↑ Hipoglucemia)

Defecto de receptor

Los estados metabólicos de resistencia a la insulina pueden clasificarse en ↑ defectos pre-receptor, de receptor y ↑ post-receptor, según sea su relación lon los ↑ receptores de insulina.

A los defectos de receptor pertenecen, entre otros, la restricción de la unión de la insulina a los receptores, producida por:

a) un cambio en la afinidad del receptor por la insulina;
b) una disminución del número de receptores a nivel de la superficie de las células.

La disminución de los puntos de unión es provocada por un nivel elevado de insulina y se denomina ↑ «down regulation» = regulación hacia abajo.

Defecto post-receptor

Los estados metabólicos de resistencia a la insulina pueden clasificarse en ↑ defectos pre-receptor, ↑ de receptor y post-receptor, según sea su relación con los ↑ receptores de insulina.

A los defectos post-receptor pertenecen, entre otros: la obesidad, la diabetes de tipo II, la insuficiencia renal en fase de retención compensada (uremia), el síndrome post-agresión, el síndrome de Cushing, la acromegalia, la hiperlipoproteinemia y las infecciones.

Defecto pre-receptor

Los estados metabólicos de resistencia a la insulina pueden clasificarse en defectos pre-receptor, ↑ de receptor y ↑ post-receptor, según sea su relación con los ↑ receptores de insulina.

A los defectos pre-receptor pertenecen, entre otros: la existencia de insulina anormal, la aceleración de la degradación de la insulina, los anticuerpos anti-insulina, el trastorno de la conversión de la proinsulina en insulina y la predominancia de las hormonas catabólicas.

Derivados de la sulfonilurea

Término global que denomina a un grupo de sustancias que ocupan un lugar importante en la terapéutica oral de la diabetes mellitus desde mediados de los años cincuenta; debido a su efecto típico de aumentar la secreción de insulina, actuando directamente sobre las células beta del páncreas que aún producen la hormona. El investigador francés Loubatières fue el primero en observar este fenómeno, alrededor del año 1942, durante el tratamiento de enfermos de tifus con una sulfonamida recién desarrollada. A mediados de los años sesenta, la segunda generación de derivados de la sulfonilurea – dosificados en miligramos – relevó a la primera, que se dosificaba en gramos. Mediante modificaciones especiales dentro de la molécula ha sido posible reducir las dosis individuales a pocos miligramos de estas sustancias. Hoy en día se emplean 5 fármacos de esta clase.

Indicaciones: Diabetes de tipo II (producción de insulina aún existente), cuando el efecto hipoglucemiante de la reducción del peso corporal con dieta hipocalórica no basta para mejorar el grado de compensación metabólica.

Cuando debido a la edad del paciente y a la existencia de enfermedades concomitantes no parece necesaria una compensación óptima del trastorno metabólico, los derivados de la sulfonilurea pueden, en raros casos, reemplazar a las inyecciones de insulina. También en caso de alergia a la insulina y de resistencia a la insulina, puede obtenerse un efecto positivo del tratamiento con derivados de la sulfonilurea en casos individuales. Contraindicaciones absolutas para la aplicación de estas sustancias son: la diabetes de tipo I (por falta absoluta de insulina), el coma diabético con descompensaciones metabólicas y cetoacidosis, el embarazo y la insuficiencia renal grave. También en caso de insuficiencia renal menos grave deberá tomarse en cuenta la eliminación renal específica de estas sustancias. Solamente la gliquidona se metaboliza predominantemente en el intestino y el hígado y no tiende, por lo tanto, a la acumulación en presencia de insuficiencia renal.

El estudio del UGDP (University Group of Diabetes Program = grupo universitario de programa en diabetes), en un principio muy controvertido, ha llevado a discutir si una indicación más liberal de estas sustancias (la «tableta por comodidad» o la «tableta como remplazante de la dieta») puede en realidad dañar más al diabético que ayudarlo. Los diabetólogos recomiendan hoy en día una indicación estricta y una dosificación exacta de los derivados de la sulfonilurea para proteger, por una parte, las reservas de insulina endógena del paciente y para no menguar, por otro lado, la importancia esencial del tratamiento dietético de la diabetes. (↑ Fracaso secundario).

Derivados de la sulfonilurea

Derivados de la sulfonilurea

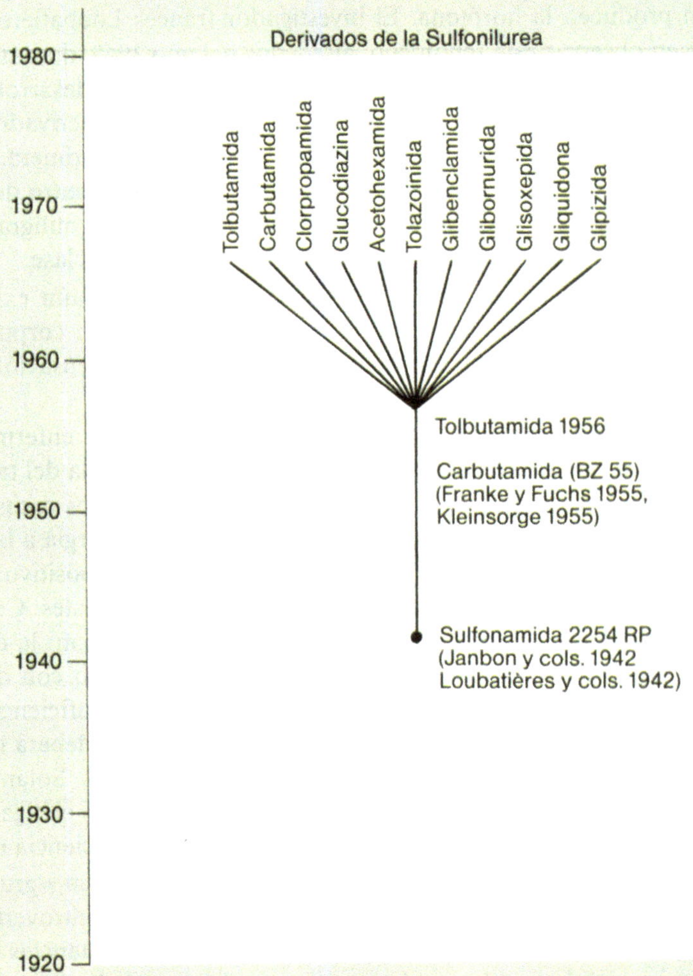

Desprendimiento de la retina

↑ Retinopatía diabética

Detección precoz

Es el diagnóstico, lo más precoz posible, de un trastorno metabólico diabético, que se practica para lograr dos objetivos diferentes:

1. Detección de sujetos con diabetes mellitus manifiesta, antes de la aparición de los síntomas clínicos característicos o de los daños tardíos, con ayuda de los procedimientos de screening.
2. La búsqueda de estadíos de la diabetes mellitus, anteriores a la verdadera manifestación de la enfermedad, como por ejemplo: trastornos de la tolerancia a la glucosa, conocidos antes con denominaciones tales como diabetes subclínica, diabetes química o diabetes asintomática.

Diabetes autoinmune

Uno de los modelos postulados que explica la manifestación de una diabetes mellitus insulinodependiente en la edad juvenil, como consecuencia de una insulinitis con destrucción del aparato celular productor de insulina, cuya consecuencia es el trastorno metabólico. Como factores desencadenantes del proceso de autoinmunización se responsabiliza especialmente a las infecciones virales (Coxsackie B, mononucleosis, parotiditis epidémica, rubéola e influenza). Se encuentra en tales casos una insulinitis linfocitaria y autoanticuerpos IgC anticélulas insulares (↑ Etiología).

Diabetes bronceada

Forma especial de diabetes, caracterizada por la presencia de una hemocromatosis, con considerables depósitos de hierro, entre otros órganos, también en el páncreas, que producen la degeneración del aparato celular insular. El nombre de esta forma de diabetes se debe a la coloración bronceada de la piel en los pacientes portadores de una hemocromatosis. En la mayoría de los casos existe además una cirrosis hepática. Debido a la fibrosis del páncreas, se presenta a menudo una insuficiencia exocrina y endocrina de la glándula. Los ↑ criterios de control diabético corresponden a los del síndrome de post-pancreatectomía.

Diabetes de inicio en la edad adulta

Denominada también diabetes de tipo II, de acuerdo a la definición de la Organización Mundial de la Salud (1980), para diferenciarla de la diabetes juvenil o de tipo I. Se distinguen dos sub-tipos de diabetes II: la diabetes de tipo II a, sin sobrepeso y la diabetes de tipo II b, que se acompaña de sobrepeso. Se trata en la gran mayoría de los casos, de una diabetes mellitus no insulinodependiente (DMNID), que en sus estadíos finales se hace insulinodependiente (DMNID), al agotarse progresivamente las reservas funcionales de las células beta de los islotes de Langerhans. La diabetes mellitus del adulto está sujeta a los mismos criterios de control que la diabetes de tipo I (↑ Diabetes mellitus de tipo II).

Diabetes del anciano

Forma leve de la diabetes de inicio en la edad adulta que se presenta en la edad avanzada, que responde bien a los hipoglucemiantes orales y que no requiere la administración de insulina exógena. En la mayor parte de los casos, la diabetes de la edad avanzada es un acompañante de otras enfermedades geriátricas. Debido a la mala aceptación de las restricciones dietéticas por las personas de mucha edad, en la mayor parte de los casos no puede prescindirse de los antidiabéticos orales. Esta forma de diabetes mellitus del tipo II es una de las indicaciones clásicas para los ↑ derivados de la sulfonilurea. La agresividad aterógena de la diabetes del anciano es escasa.

Diabetes de larga duración

Forma de diabetes con más de 20 años de dependencia a la insulina exógena. El vocablo sirve como un indicador de la frecuencia creciente de complicacionés diabéticas tardías, tales como la microangiopatía (glomeruloesclerosis, retinopatía) y polineuropatía. Las experiencias de los últimos años han demostrado que el tratamiento exacto del trastorno metabólico de la diabetes insulinodependiente evita la progresión rápida de las complicaciones tardías de la enfermedad aún después de más de 20 años de evolución de ésta.

Diabetes del embarazo

Manifestación de una diabetes mellitus o de una tolerancia patológica a la glucosa durante un embarazo. La gestación se considera como un factor diabetógeno para las pacientes sin diabetes conocida, pero con la predisposición correspondiente, dependiendo de su cantidad. Especialmente sugestivos de esta manifestación son los recién nacidos con peso superior a 4500 gramos († Diabetes de recién nacido macrosómico). En el momento del parto de estos niños con peso excesivo, existe ya en algunas madres una diabetes mellitus manifiesta, o bien puede predecirse la manifestación de una diabetes dentro de algunos años en más de la mitad de ellas. Ocasionalmente se observa que una diabetes gestacional entra en remisión después del parto.

La detección – lo más precoz posible – de un trastorno metabólico diabético en el curso de un nuevo embarazo, adquiere en estas pacientes una gran importancia para evitar posibles complicaciones en la madre y el niño. La † glucosuria del embarazo debe distinguirse de la diabetes gestacional.

Diabetes del recién nacido macrosómico

Manifestación de la diabetes en una paciente que ha dado a luz niños con peso de nacimiento superior a 4 kg («big babies»). Estas pacientes, que en el momento del parto deben clasificarse como diabéticas potenciales, desarrollan, en la mayor parte de los casos, y en edades posteriores, una diabetes no insulinodependiente. Como causa del elevado peso del recién nacido se sospecha un aporte masivo y constante de insulina.

Diabetes espontánea

Concepto de la diabetología experimental, que se aplica a los animales en los cuales puede detectarse un defecto, condicionado genéticamente, de las células beta del páncreas. A los roedores pequeños con diabetes espontánea pertenecen la marmota de Alemania, el ratón db/db y el ratón erizado. Junto a éstos, hay otros roedores, en los cuales se produce una hiperplasia insular pancreática con niveles sanguíneos elevados de insulina a consecuencias de un defecto de tipo periférico, y finalmente, la rata de arena de Egipto, que desarrolla una diabetes producida por la alimentación abundante del laboratorio (con mayor contenido calórico y de grasas). Los animales pequeños con diabetes espontánea se prestan de manera óptima para la investigación detallada de la diabetes mellitus, tanto con respecto a la terapéutica, como a la patogenia y siguen constituyendo el fundamento decisivo de la diabetología científica.

Diabetes esteroidal

Forma especial de diabetes yatrogénica, causada por la terapéutica de larga duración con corticoides por vía sistémica. A través de la acción específica de los glucocorticoides se produce una intensificación de la gluconeogénesis a partir de aminoácidos en el hígado y el riñón, un aumento de la síntesis de glucógeno y una lipolisis incrementada. Todos estos mecanismos están dirigidos fisiologicamente en sentido opuesto a la insulina y constituyen una alta exigencia funcional para la secreción de insulina, que puede llevar al desarrollo de una diabetes por falta relativa de insulina. En la mayor parte de los casos, el tratamiento esteroidal pone de manifiesto una diabetes subclínica preexistente. Si el paciente tiene células beta normales, bastarán sus mecanismos compensatorios para equilibrar los efectos antiinsulínicos de los glucocorticoides.

Diabetes grasa

Término acuñado por Lancereaux para denominar a la ↑ diabetes de tipo II.

Diabetes hepática

Término acuñado por Naunyn para englobar los múltiples factores de influencia recíproca entre las enfermedades hepáticas y la diabetes mellitus. La denominación se emplea hoy en día preferentemente para designar la ocurrencia simultánea de una cirrosis hepática y una diabetes. Estadísticas clínicas han revelado que existe entre los pacientes con cirrosis hepática una incidencia de diabetes mellitus de 3 a 5 veces más alta que en la población general. Como mecanismo patogénico principal de la diabetes del cirrótico se ha postulado una disminución de la sensibilidad celular a la insulina (menos células hepáticas que utilizan glucosa; disminución de la reactividad de las células musculares a la insulina con un nivel aumentado de ácidos grasos; aumento de la concentración plasmática de glucagón; déficit de potasio, formación alterada de insulina con disminucion de la actividad biológica). La resistencia relativa del organismo a la insulina conduce a una anormal sobrecarga funcional de las células de los islotes de Langerhans, con un posterior agotamiento de éstos y manifestación de la diabetes.

La expresión «diabetes hepática» nada tiene que ver con el hígado graso frecuentemente observado en las diabetes con sobrepeso. Este último es un problema primordialmente alimentario (depósito hepático de grasas con síntesis aumentada de triglicéridos, sin progresión ulterior hacia la cirrosis). Si se encuentra en un paciente una cirrosis hepática, una diabetes y una coloración parduzca de la piel, deberá sospecharse una ↑ diabetes bronceada o hemocromatosis.

Diabetes inducida por aloxano

Diabetes experimental producida en animales de laboratorio, provocando la situación extrema de supresión completa de la producción endógena de insulina. El aloxano ocasiona la destrucción química de las células insulares de Langerhans. La diabetes artificial se presta para poner a prueba la eficacia de los antidiabéticos orales. Según la cuantía de la destrucción de las células insulares, varía la eficacia de la acción liberadora de insulina de esas sustancias.

Diabetes inestable

Expresión frecuente en los países anglosajones (Brittle diabetes) para denominar a una diabetes lábil con intensas variaciones de la situación metabólica, sin relación a influencias evidentes (cambio de dosis de insulina, error dietético). Se trata, ante todo, de diabéticos juveniles insulinodependientes, en los cuales varía probablemente el equilibrio de las hormonas antagonistas, como la somatotropina y la adrenalina. Estas formas de diabetes se benefician considerablemente con la aplicación de una bomba de insulina (↑ Bomba de infusión de insulina), debido a la tasa basal que puede administrarse con ella. A dicha tasa basal se atribuye una inhibición de la gluconeogénesis y una estabilización del metabolismo.

Diabetes juvenil

Nombre – hoy en día ya no tan usual – para designar a la diabetes insulinodependiente que se desarrolla en la infancia y la adolescencia. Sinónimos: Diabetes de Tipo I, DMID (diabetes mellitus insulinodependiente). A pesar de que su etiología todavía no ha sido esclarecida por completo, se conocen los siguientes mecanismos patogénicos:

A través de una lesión a las células beta del páncreas, que puede producirse de varias maneras distintas, (infección viral en presencia de una predisposición genética, procesos de autoinmunización, brotes de pancreatitis) se produce una deficiencia absoluta de insulina que se desarrolla progresivamente, y cuya consecuencia es la hiperglucemia. Para lograr la estabilización metabólica, los requerimientos de insulina del organismo debe cubrirse de forma exógena (a través de la inyección de insulina). Los diabéticos juveniles son casi siempre delgados, tienen escaso tejido adiposo debido a su carencia de insulina y requieren cantidades grandes de esta hormona para equilibrar la alimentación hipercalórica y rica en hidratos de carbono que necesitan. Debido a la acción de factores antagonistas de la insulina, se producen en ellos frecuentes fluctuaciones metabólicas de consideración (↑ diabetes inestable).

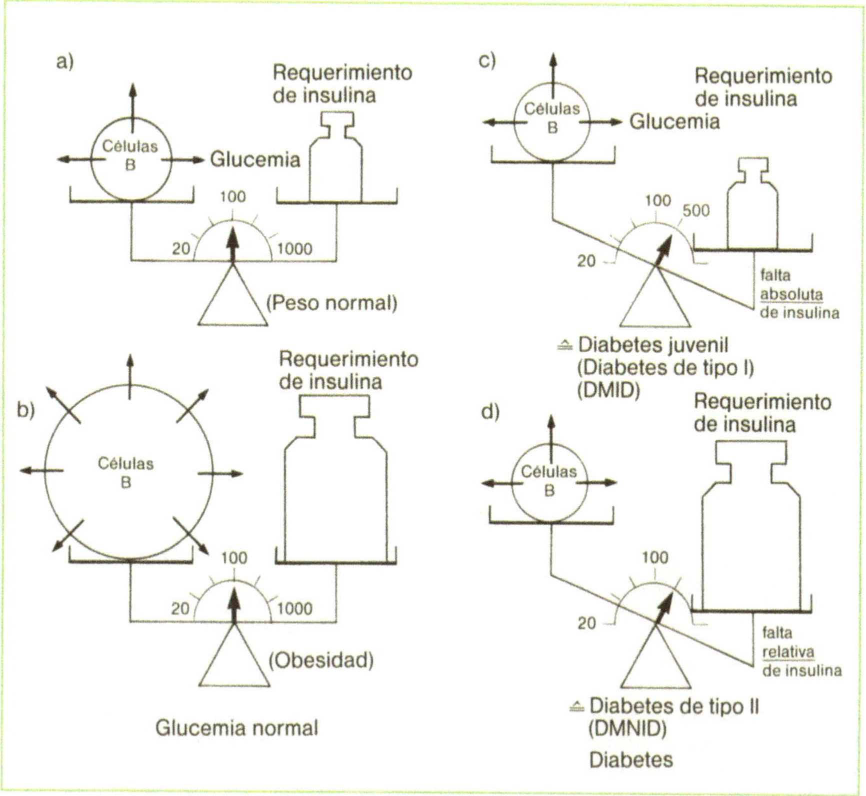

Representación esquemática de la secreción disminuida de insulina y del requerimiento aumentado de insulina, como asimismo, del déficit absoluto y relativo de insulina (según Creutzfeldt).

Diabetes límite

Denominación alternativa para una tolerancia anormal a la glucosa, como la que puede presentarse en las fases iniciales de la diabetes mellitus. La diabetes límite describe la zona limítrofe entre lo normal y el resultado abiertamente patológico del ↑ test de tolerancia oral a la glucosa (TTOG), y corresponde a un valor de glucemia de 100 mg/dl en ayunas, que sube a 180 mg/dl después de 1 hora y a 140 mg/dl al cabo de dos horas de la sobrecarga de glucosa. No puede predecirse la incidencia ulterior de una diabetes mellitus a partir de una diabetes límite en cada caso individual. En la mayor parte de los casos, se logra una normalización metabólica mediante la disminución de peso con una dieta hipocalórica.

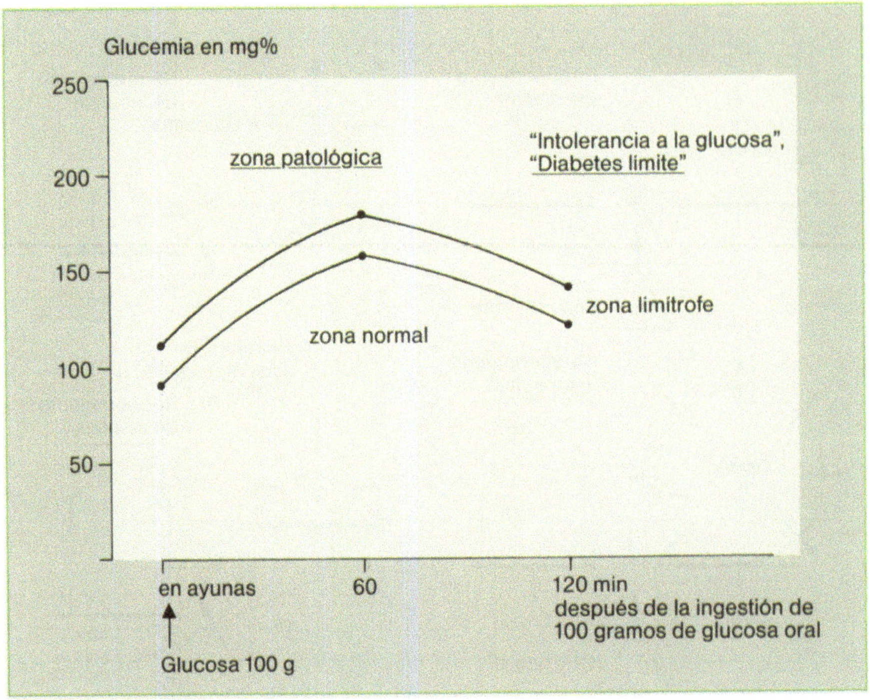

La suma de los valores de glucemia obtenidos 1 hora y 2 horas después de la sobrecarga con 100 gramos de glucosa oral no debe sobrepasar los 300 mg %. Valores sobre 180 después de 1 hora, y sobre 140 mg% después de 2 horas, se consideran como expresión de una intolerancia a la glucosa.

Diabetes magra

Término para la ↑ diabetes de tipo I.

Diabetes mellitus de tipo I

Tipo de diabetes caracterizado por una falta absoluta de insulina y, por consiguiente, insulinodependiente. Por regla general, los pacientes con este tipo de diabetes tienen peso normal. La edad de manifestación es de aproximadamente 20 años (diabetes juvenil), con tendencia a la cetoacidosis. Una mayor incidencia familiar es rara. Se encuentran infiltrados de células redondas a nivel de los islotes de Langerhans, como también anticuerpos antiinsulares. Asociación con el complejo HLA.

Diabetes mellitus de tipo II

Tipo de diabetes caracterizado por una falta relativa de insulina, y por consiguiente, no insulinodependiente. Por regla general los pacientes tienen sobrepeso. Según esto, se distinguen dos subtipos:

Tipo II a sin obesidad
Tipo II b con obesidad

La diabetes de tipo II comprende aproximadamente el 90% de la totalidad de los diabéticos. La edad de manifestación es de aproximadamente 40 años († diabetes de inicio en la edad adulta, diabetes de comienzo en el adulto, † diabetes MODY). Casi siempre puede evidenciarse una mayor incidencia familiar. No se encuentran anticuerpos contra las células insulares ni asociación con el complejo HLA.

Diabetes mellitus insulinodependiente (DMID)

† Diabetes mellitus de tipo I

Diabetes mellitus no insulindependiente (DMNID)

† Diabetes mellitus de tipo II

Diabetes MODY (Diabetes de inicio en la edad adulta del joven)

Diabetes de tipo adulto, no insulinodependiente y no progresiva, que aparece en sujetos jóvenes (Maturity-Onset-Diabetes of the Young) con herencia autosómica dominante. El riesgo de diabetes para los descendientes de un paciente con una diabetes MODY es del 50% († incidencia familiar). Los diabéticos de tipo MODY tienen casi siempre sobrepeso y se caracterizan por un comportamiento metabólico relativamente estable.

Diabetes que comienza en el adulto

† Diabetes mellitus de tipo II, † Diabetes de inicio en la edad adulta, † Diabetes MODY

Diabétides

Concepto general para definir globalmente las enfermedades inespecíficas de la piel, como eczemas, forunculosis y otras infecciones que aparecen en pacientes con diabetes mellitus.

Diagnóstico precoz

Confirmación de la enfermedad, especialmente con métodos bioquímicos de laboratorio, hecha antes de la aparición de los síntomas clásicos de su manifestación clínica, como polidipsia, poliuria y pérdida de peso. Con esta finalidad se utiliza predominantemente la determinación de la glucemia, cuyo índice en ayunas tiene poco valor cuando se encuentra en la zona límite de hasta 120 mg/dl. El test de tolerancia oral a la glucosa (TTOG) con administración de 100 gramos de glucosa, seguida de determinaciones seriadas de glucemia 1, 2 y 3 horas después de la ingestión oral, ha demostrado su utilidad para sustentar o descartar el diagnóstico de sospecha de «diabetes mellitus». En caso de un resultado límite del TTOG, deberá dejar de usarse la expresión, «diabetes mellitus latente», reemplazándola por «tolerancia patológica a la glucosa», debido a que no se ha demostrado un paralelismo entre la incidencia de una diabetes mellitus y la frecuencia de dicho trastorno metabólico.

La indicación de intentar el diagnóstico precoz de diabetes mellitus existe en caso de:

1. Sobrepeso intenso
2. Hipertensión arterial
3. Trastorno del metabolismo de los lípidos
4. Hígado graso sin una causa etílica claramente demostrable
5. Infecciones frecuentes de la piel, curación retardada de las heridas.

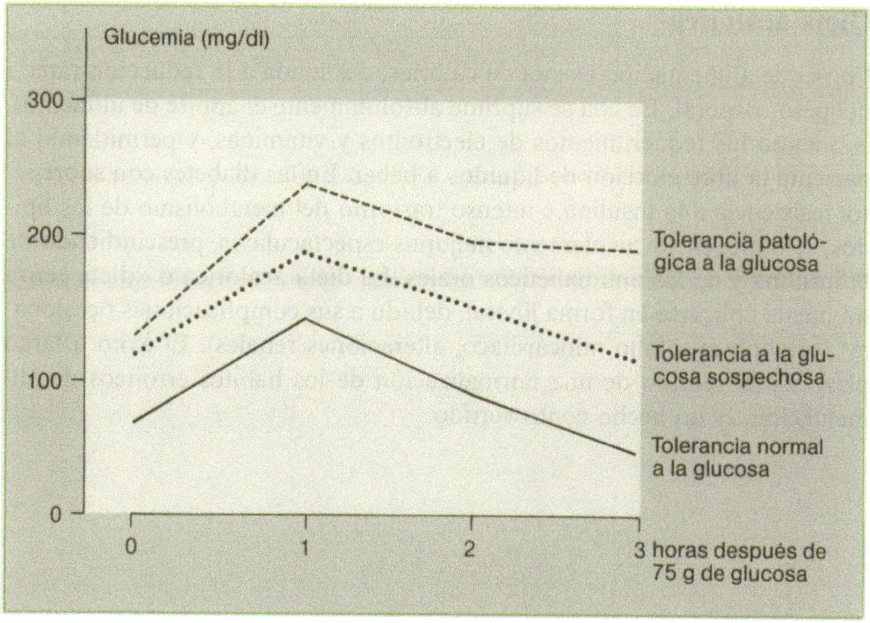

Valores de glucemia superiores a 180 mg/dl a la hora y a 140 mg/dl dos horas después de la ingestión oral de 75 gramos de glucosa deben hacer sospechar una intolerancia a la glucosa, pero no constituyen de por sí una evidencia de diabetes. Ellos son, en realidad, índice de un trastorno metabólico diabético posiblemente en desarrollo. Existe una tolerancia patológica cuando los valores sobrepasan claramente los 220 mg/dl a la hora y 180 mg/dl a las 2 horas. En este caso se habla de un trastorno metabólico diabético. En el gráfico se muestran los distintos valores de glucemia que pueden obtenerse 1, 2 y 3 horas después de la administración oral de 75 gramos de glucosa en forma líquida.

Diálisis peritoneal ambulatoria crónica (DPAC)

↑ Nefropatía diabética

Dieta acalórica

Forma de alimentación exenta de calorías, destinada a la reducción rápida del peso corporal. En ella se suprime absolutamente el aporte de alimentos, cubriendo los requerimientos de electrolitos y vitaminas, y permitiendo al paciente la libre elección de líquidos a beber. En las diabetes con sobrepeso, resistencia a la insulina e intenso trastorno del metabolismo de los lípidos, se obtienen frecuentemente mejorías espectaculares, prescindiendo de la insulina y de los antidiabéticos orales. La dieta acalórica o «dieta cero» no puede aplicarse en forma liberal, debido a sus complicaciones ocasionales (catabolismo, fallo miocárdiaco, alteraciones renales). El éxito a largo plazo, en el sentido de una normalización de los hábitos erróneos de alimentación, es un hecho controvertido.

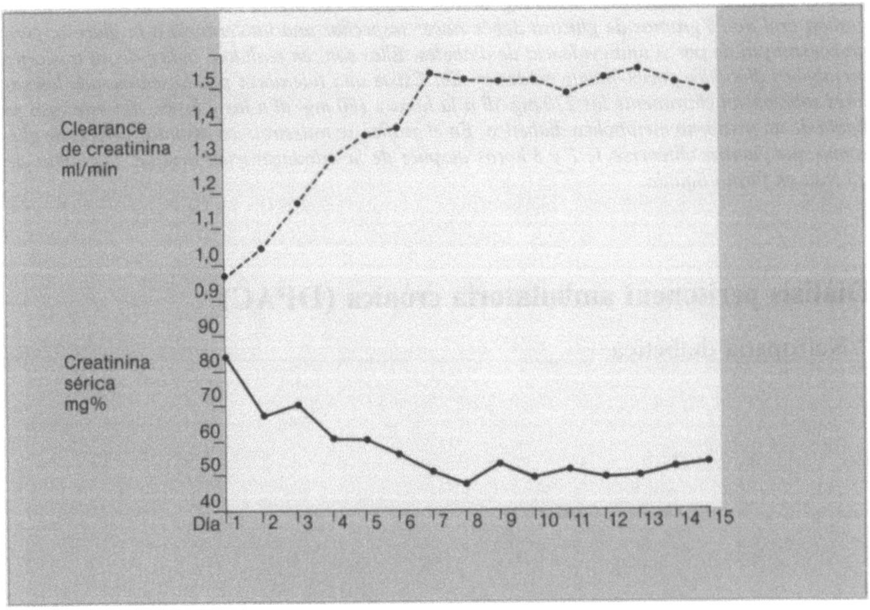

Bajo el aporte de hasta 2,5 litros diarios de una dieta líquida carente de calorías (dieta acalórica o «dieta cero»), se produce una clara retención de creatinina en el suero (----) y una disminución de la filtración glomerular, representada aquí por el clearance de creatinina (——) en la evolución de 15 días. (Modificado, según Schulz, E. y Schräpler, P.: Med. Klin. 72, 253 (1977).

Dieta de reducción

Termino global que designa a las formas hipocalóricas de alimentación, que constituyen un principio terapéutico esencial de la diabetes, dirigido a llevar al paciente a su peso ideal. La dieta de reducción está indicada en todos los diabéticos que tienen sobrepeso (hasta un 80% de los diabéticos de tipo II). Mediante una dieta de reducción, cuya duración depende de la magnitud del sobrepeso, es posible ir retrocediendo en el tratamiento de la diabetes de forma escalonada: en muchos casos se puede tratar con dieta o con dieta y comprimidos a pacientes diabéticos aparentemente insulinodependientes, al reducir drásticamente su peso corporal.

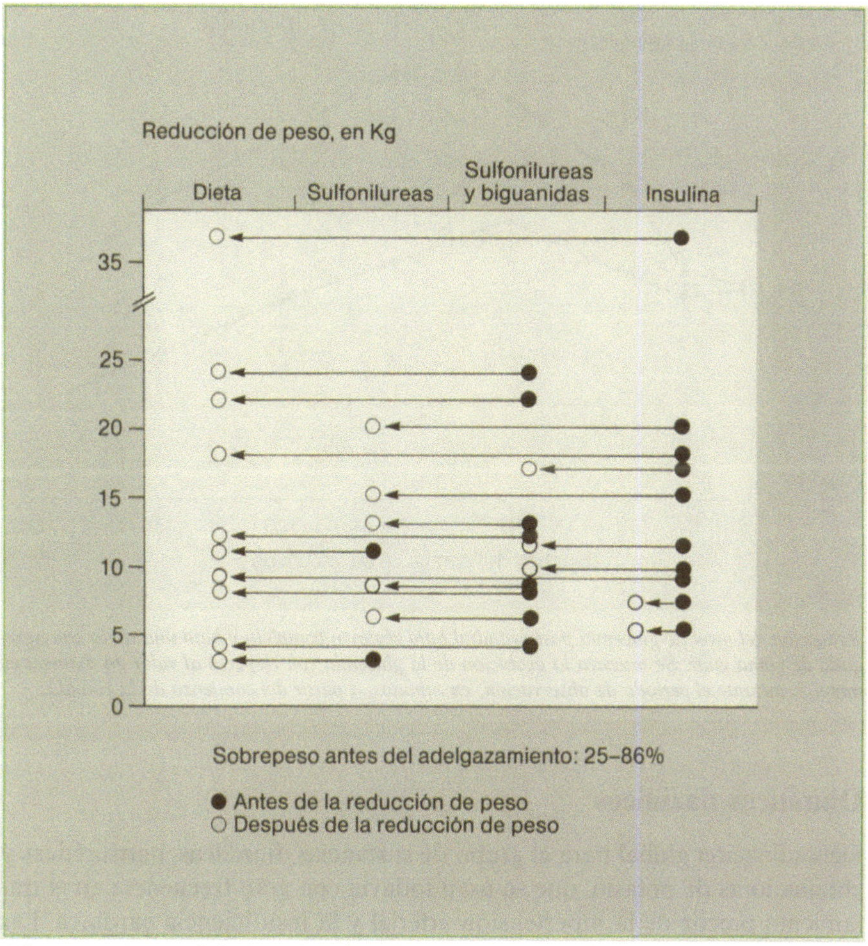

Efectos terapéuticos de la dieta de reducción

Dieta rica en fibras

Forma de alimentación rica en fibras, que contiene una gran parte de residuos y sustancias no absorbibles. Se ha demostrado que su aplicación mejora el perfil glucémico diario. Mediante la ingestión de un régimen rico en residuos disminuyen los valores de glucemia post-prandial a pesar de la supresión de la insulina. En pacientes con diabetes difícil de compensar con hipoglucemiantes orales, es posible evitar el paso a las inyecciones de insulina. Los principales representantes de este tipo de sustancias son la celulosa, la hemicelulosa, el ↑ Guar, la pectina y el afrecho.

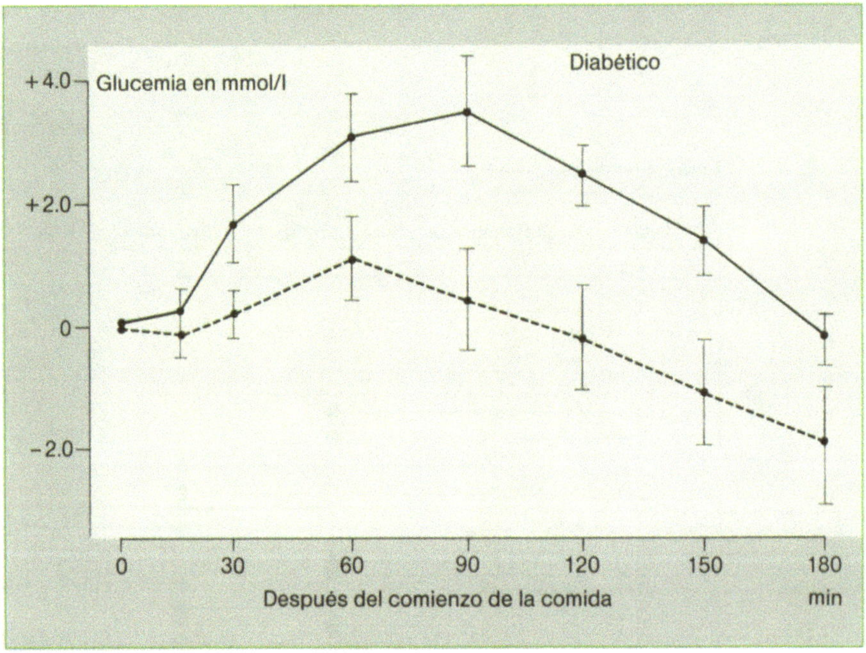

Reducción del nivel de glucemia post-prandial bajo régimen completo y bajo una dieta con agregado de goma guar. Se muestra la evolución de la glucemia con respecto al valor en ayunas, en mmol/l, durante el período de observación, en minutos, a partir del comienzo de la comida.

Diuréticos tiazídicos

Denominación global para el grupo de sustancias diuréticas, natriuréticas y eliminadoras de potasio, que se usan todavía con gran frecuencia en el tratamiento precoz de la hipertensión arterial y la insuficiencia cardíaca. Las tiazidas pueden producir dos complicaciones:

1. Hipopotasemia y, a través de ella, un empeoramiento del trastorno metabólico diabético, producido probablemente por la dismunición de la secreción y de la actividad de la insulina que provoca el déficit de potasio.
2. Ineficacia de las tiazidas en la nefropatía diabética, tan pronto como se sobrepasa la etapa de retención compensada (valor de creatinina sobre 1,6 mg/dl = 140 μmol/l).

Downregulation (Regulación hacia abajo)

Denominación de la reducción cuantitativa de los ↑ receptores de insulina, como consecuencia de la liberación permanentemente aumentada de insulina endógena (nivel elevado de insulina durante un tiempo prolongado). El mantenimiento de un exceso de insulina periférica produce una atrofia de los receptores de insulina, de tal modo que esta hormona no puede penetrar más en las células. Esto ocasiona, a su vez, un aumento de la glucemia y, finalmente, la manifestación de la diabetes. La regulación «hacia abajo» de los receptores de insulina puede contrarrestarse – a la luz de los conocimientos actuales – mediante la reducción del peso corporal con un régimen pobre en carbohidratos, que reduce el nivel de insulina (↑ defecto receptoral).

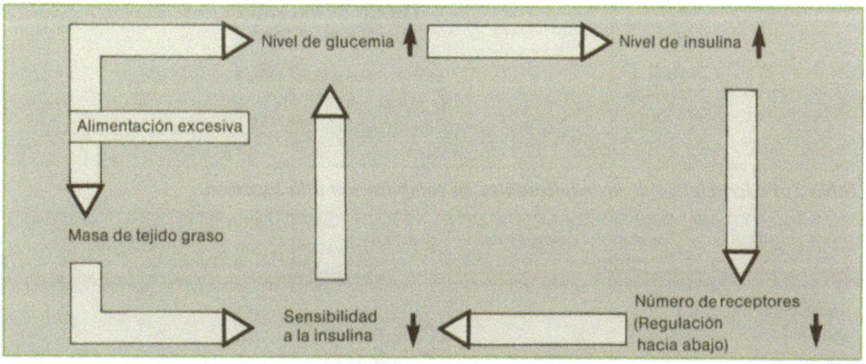

Diabético a pesar de tener un nivel elevado de insulina: el enigma de la resistencia a la insulina en la diabetes con sobrepeso está resuelto. Se debe a una disminución del número de receptores insulínicos como consecuencia del hiperinsulinismo resultante de la estimulación que ejerce sobre el páncreas la glucosa de una alimentación excesiva. La disminución del número de receptores es responsable de la disminución de la sensibilidad a la insulina. Se discuten además defectos post-receptor como causa posible. Esto hace subir, aún más, la glucemia.

Eclampsia

↑ Complicaciones del embarazo

Edulcorantes

Bajo este nombre se agrupa a sustancias bioquímica y bromatológicamente muy diferentes, que se emplean como tales debido a su capacidad de endulzar. Debido a las características especiales de la terapia dietética de la diabetes mellitus, se ha venido en dividir los edulcorantes (Tabla 1) en el grupo de los azúcares (como por ejemplo, la sacarosa, el azúcar invertido o invertosa, la lactosa, la maltosa, la glucosa), que deben evitarse en la terapia dietética de la diabetes mellitus, y en el grupo de los substitutos del azúcar. Como substitutos del azúcar pueden usarse los edulcorantes acalóricos (como por ejemplo, sacarina, aspartato y ciclamato), o los ↑ sucedáneos del azúcar (como por ejemplo, fructosa, sorbitol, xilitol, palatinitol), cuyo valor calórico debe tomarse en cuenta al calcular el contenido energético de la dieta. El poder edulcorante de todas estas sustancias se expresa numéricamente en relación al de la sacarosa, al que se asigna el valor 1. (Tabla 2).

Tabla 1: Edulcorantes

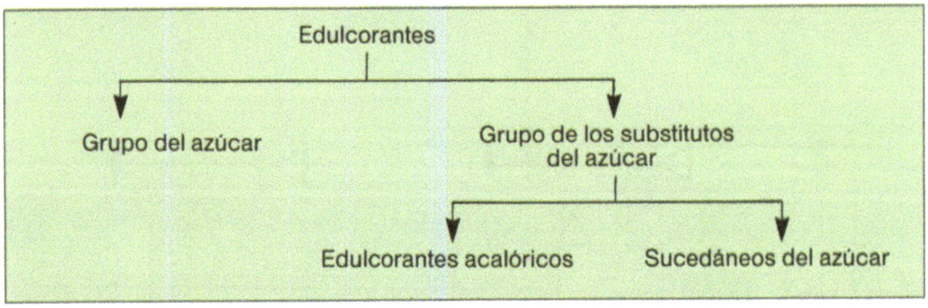

Tabla 2: Poder relativo de los edulcorantes en comparación a la sacarosa.

Sustancias	Poder edulcorante relativo	Sustancias	Poder edulcorante relativo
Azúcares:		Sorbitol	0,4-0,9
Sacarosa	1,0	Xilitol	0,9-1,0
Invertosa	0,8-0,9	Palatinitol	0,4-0,5
Lactosa	0,4-0,6	Manitol	0,5-0,6
Maltosa	0,3-0,5	Edulcorantes acalóricos:	
Glucosa	0,5-0,8	Ciclamato	30- 35
Sucedáneos del azúcar:		Sacarina	200-700
Fructosa	1,2-1,7	Aspartato	180-200

Efecto de increción

Denominación dada a la liberación de polipéptidos de acción endocrina a nivel del tracto gastrointestinal durante y después de la ingestión de alimentos: VIP (polipéptido intestinal vasoactivo), secretina, gastrina, glucagón y colecistoquininas. Algunos de los polipéptidos nombrados ejercen, a su vez, efectos regulatorios sobre la liberación de insulina. Esto explica los efectos diferentes de la glucosa administrada por vía oral e intravenosa.

Efecto paracrínico

Regulación de la secreción de insulina por péptidos liberados en el páncreas endocrino y neural. A ellos pertenecen probablemente un grupo mayor de sustancias, que hasta ahora han podido analizarse sólo parcialmente. Estas juegan un rol de modulación del mecanismo de la secreción de insulina.

Electroforesis de las lipoproteínas

Método de separación de las lipoproteínas, que al igual que las proteínas séricas, migran con distintas velocidades en un campo eléctrico. La separación electroforética permite distinguir las siguientes fracciones: ↑ quilomicrones, lipoproteínas beta, lipoproteínas pre-beta y lipoproteínas alfa. La clasificación de las lipoproteinemias en 5 tipos, introducida por Fredrickson tiene hasta ahora poca importancia práctica.

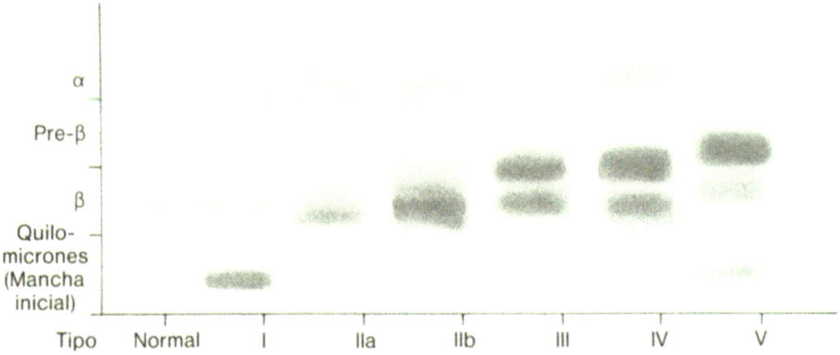

Electroforesis de las lipoproteínas espectro electroforético según Fredrickson

Estreptozotocina

Sustancia empleada para producir una diabetes experimental en animales de laboratorio. Las ratas que reciben de 60 a 70 mg/Kg de peso corporal de esta sustancia betacitotóxica, desarrollan – al cabo de 48 horas – una diabetes manifiesta por falta de insulina, con glucosuria e hiperglucemia.

Etiología

Como causas de la Diabetes mellitus de Tipo I se ha responsabilizado a los siguientes factores:

1. Infecciones virales (Parotiditis epidémica, Coxsackie B4, rubéola, sarampión, influenza e infección por citomegalovirus de inclusión), no asociadas a enfermedades inmunológicas; confirmación inicial de autoanticuerpos anticélulas insulares, del 85 al 90%, y del 10 al 20% al cabo de 5 años (Diabetes mellitus de Tipo Ia, según Bottazzo).
2. Enfermedad autoinmune de las células beta, primaria o asociada a otras enfermedades por autoinmunización (adrenalitis, gastritis, tiroiditis, enfermedad hipofisaria por autoagresión) sin formación inicial de autoanticuerpos anticélulas insulares (Diabetes mellitus de Tipo Ib, según Bottazzo).

El complejo HLA tiene una importancia especial para la manifestación de una diabetes de tipo I: asociación positiva de la diabetes de tipo I con el HLA-DR3 y HLA-DR4; asociación negativa con el HLA-DR2.

Como posibles factores etiológicos de la manifestación de una Diabetes mellitus de Tipo II se menciona a un trastorno de la secreción de insulina, como asimismo a numerosas alteraciones a nivel de los receptores insulínicos, clasificables como ↑ defectos pre-receptor, ↑ defectos de receptor y ↑ defectos post-receptor. Factores coadyuvantes de importancia son: la edad avanzada, la obesidad, el exceso en los hábitos de vida, la gestación, y numerosas enfermedades, como la cirrosis hepática, la pancreatitis, hemocromatosis, endocrinopatías y la administración de fármacos diabetógenos.

Exudados algodonosos

Exudados claros en forma de pequeñas manchas, que constituyen un signo de alteraciones retinales precoces, que pueden indicar un pronto empeoramiento o el comienzo de una retinopatía proliferativa. (↑ Retinopatía diabética).

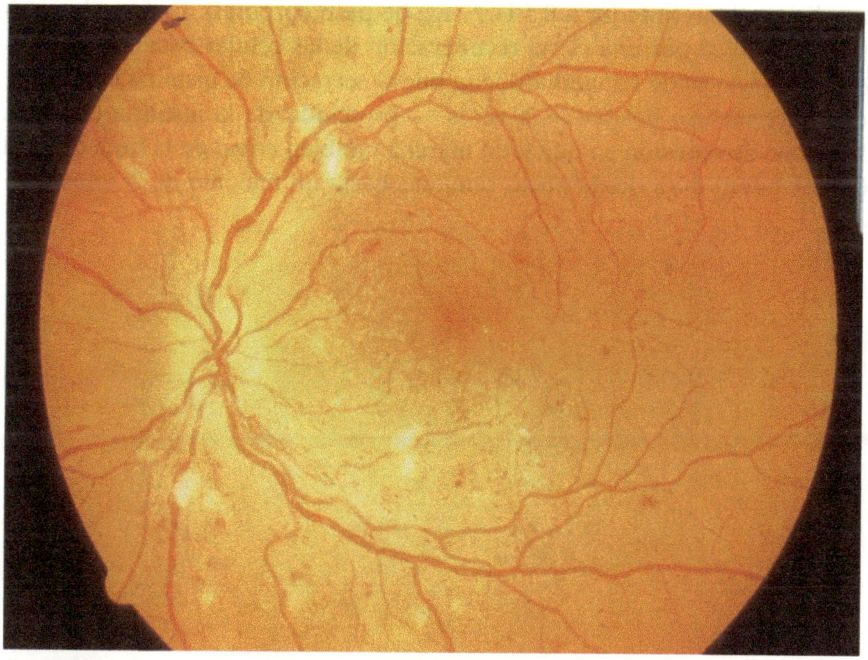

Retinopatía

Factores diabetógenos

Hallazgos clínicos y factores que favorecen la manifestación de una diabetes. El factor diabetógeno más frecuente es la alimentación hipercalórica con el sobrepeso consiguiente a lo largo de muchos años. Factores diabetógenos más raros son enfermedades como la acromegalia (hipersecreción de somatotropina), y la enfermedad de Cushing (concentración aumentada de corticoides en la sangre), el embarazo en presencia de una predisposición genética, la cirrosis hepática con empeoramiento de la cinética de la insulina (↑ Resistencia a la insulina). Sustancias diabetógenas son los ↑ diuréticos tiazídicos, la cortisona y el tratamiento con altas dosis de tiroxina (noxos diabetógenas).

Fase de remisión («Periodo de la luna de miel»)

Fase que transcurre inmediatamente después de la manifestación de la diabetes y del primer tratamiento con éxito, con una mejoría metabólica rápida en cerca del 80% de los diabéticos infantiles y juveniles, cuya enfermedad recién se ha hecho manifiesta. En esta fase, el requerimiento de insulina es bajo (inferior a 0,5 U.I./Kg de peso corporal). La fase de remisión se explica por una cierta recuperación de las células beta aún presentes en los islotes de Langerhans, con nueva secreción de insulina endógena, que hace incluso posible – a veces – prescindir de la insulina exógena. Esta fase de remisión en que todo marcha tan bien como en la luna de miel (honeymoon) dura desde pocas semanas hasta un máximo de 2 años.

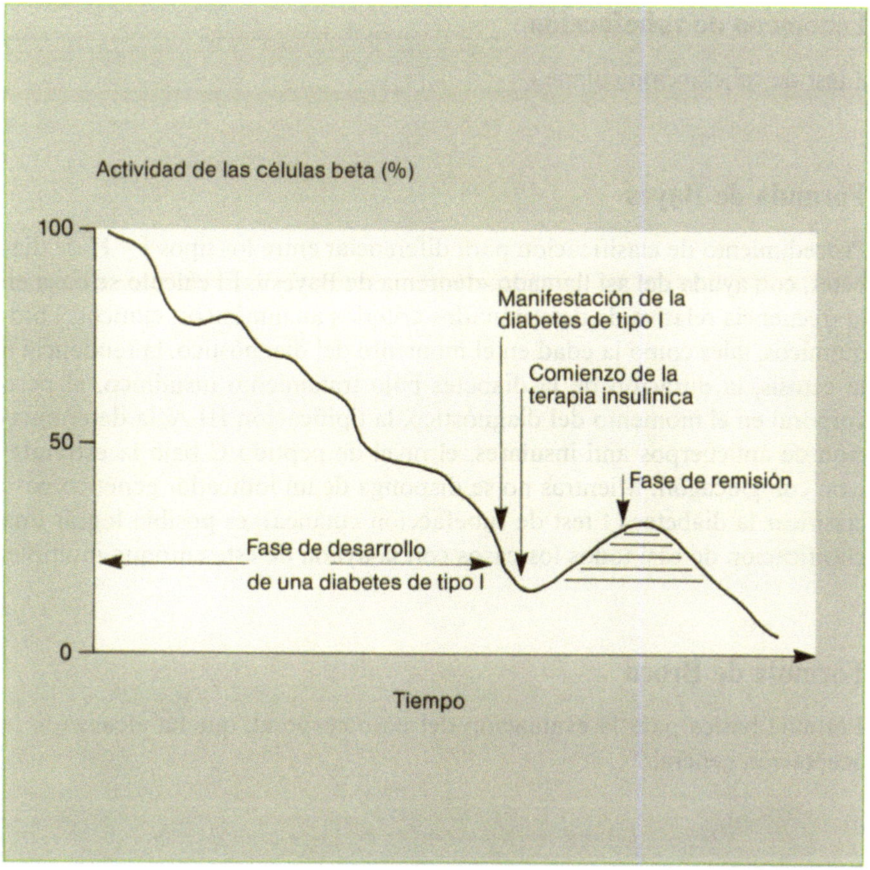

Desarrollo de una diabetes de tipo I como consecuencia de una inflamación crónica progresiva de las células insulares. (Según Kolb, H. y Gries, F.A., 1986)

Fenómeno de Dawn

Se denomina así al requerimiento insulínico aumentado en las primeras horas de la mañana, con hiperglucemia resultante, que se observa en una parte considerable de los pacientes diabéticos insulinodependientes. El fenómeno de Dawn se relaciona en parte a un aumento de las hormonas antagonistas de la insulina, especialmente a un aumento de la STH (somatotropina), seguido de un incremento de la gluconeogénesis hepática. El fenómeno de Dawn puede contrarrestarse, ya sea mediante la administración convencional de insulina, intensificada durante las horas de la mañana, o recurriendo a la infusión continua con ayuda de una bomba de insulina.

Fenómeno de rubefacción

↑ test de rubefacción cutánea

Fórmula de Bayes

Procedimiento de clasificación para diferenciar entre los tipos I y II de diabetes, con ayuda del así llamado «teorema de Bayes». El cálculo se basa en la frecuencia relativa de determinados criterios anamnésicos, clínicos y bioquímicos, tales como la edad en el momento del diagnóstico, la tendencia a la cetosis, la duración de la diabetes bajo tratamiento insulínico, el peso corporal en el momento del diagnóstico, la tipificación HLA, la determinación de anticuerpos anti-insulares, el nivel de péptido C bajo la estimulación con glucagón. Mientras no se disponga de un indicador genético para clasificar la diabetes (↑ test de rubefacción cutánea), es posible lograr una clasificación de casi todos los casos con la ayuda de este enfoque múltiple.

Fórmula de Broca

Fórmula básica para la evaluación del peso corporal, que ha alcanzado la aceptación general:

Peso corporal en Kg = cm de estatura menos 100

El valor en kilogramos corresponde al peso normal. Valores inferiores (−10% para los varones y −15% para las mujeres) se consideran como peso ideal; valores superiores en igual magnitud constituyen sobrepeso. Con más de un 25% de sobrepeso de acuerdo a la fórmula de Broca puede hablarse de obesidad. Todo diabético deberá llegar a su peso normal, y es mejor aún, si se aproxima a su peso ideal. En la gran mayoría de los casos no se respeta este supuesto básico de la compensación de la diabetes (El 80% de los diabéticos adultos tienen sobrepeso).

Fotocoagulación por Láser

Forma de tratamiento eficaz en la retinopatía diabética, en el desprendimiento de la retina, en caso de hemorragias recidivantes, de periflebitis y de tumores en la retina y la coroides. (fotocoagulación: descrita pro primera vez en 1959 por Meyer-Schwickerath). Los microaneurismas que aparecen en la microangiopatía diabética de la retina son cauterizados mediante la aplicación directa de los rayos Láser. De esta manera se evitan tanto las hemorragias como la progresión de las dilataciones vasculares proliferativas. El peligro de un empeoramiento de la capacidad visual disminuye. Al mismo tiempo ocurre una majoría de las condiciones de difusión a nivel de la retina.

Resumen
Resultados de la fotocoagulación por Láser (Wessing):

1. Obliteración de los microaneurismas
2. Tendencia a la normalización de las condiciones circulatorias en el territorio circulatorio retinal
3. Regresión de la dilatación y angulación de las venas
4. Desaparición del edema retiniano
5. Regresión de los exudados amarillentos
6. Regresión más rápida de las lesiones en los diabéticos juveniles
7. Prevención de las proliferaciones en el humor vítreo
8. La fotocoagulación con éxito es imposible en caso de existir ya proliferaciones en el humor vítreo.

Fracaso secundario

Pérdida de efecto de los ↑ derivados de la sulfonilurea durante el tratamiento oral de la diabetes de tipo II, que ocurre al cabo de meses o años, hasta en un 12% de todos los diabéticos, después de haberse observado una buena respuesta terapéutica por lo menos durante 4 semanas. Responsables de este fracaso secundario son: una mala disciplina dietética, infecciones, operaciones y otras situaciones de estrés. Si se dejan de lado todos los fracasos atribuibles a problemas dietéticos, queda sólo un pequeño porcentaje para los fracasos secundarios verdaderos. En estos casos, se sospecha un empeoramiento progresivo de la producción de insulina a pesar del tratamiento con los derivados de la sulfonilurea. Una reducción del peso corporal en los diabéticos de tipo II puede aumentar la sensibilidad de las células a la insulina, suprimiendo el fenómeno del fracaso secundario.

Gènética

↑ Indicencia familiar

Glicogenolisis

↑ Glucogenolisis

Gliconeogénesis

↑ Gluconeogénesis

Gliconolactona

↑ Gluconolactona

Glicoproteínas

↑ Glucoproteínas

Glicoquinasa

↑ Glucoquinasa

Glicosilación

↑ Glucosilación

Glicosidasa

↑ Glucosidasa

Glicosiltransferasa

↑ Glucosiltransferasa

Glicosuria

↑ Glucosuria

Glicosuria del embarazo

↑ Glucosuria del embarazo

Glicosuria por sobrepasar el umbral

↑ Glucosuria por sobrepasar el umbral

Glomeruloesclerosis

Denominación histológica del engrosamiento de la membrana basal de los glomérulos en la diabetes mellitus de larga duración, causado por depósitos de fragmentos moleculares proteicos que causan una alteración de la permeabilidad de la membrana en la ultrafiltración de la orina. Se va produciendo a largo plazo una insuficiencia renal progresiva con pérdida persistente de albúmina por la orina (Síndrome de Kimmelstiel-Wilson). El desarrollo de la glomeruloesclerosis diabética parece seguir un curso autónomo y predestinado, que – de acuerdo a los conocimientos actuales – no depende de la calidad de la compensación del trastorno metabólico. En el corte histológico se distingue la forma nodular de la forma difusa del engrosamiento hialino de la membrana basal; el material hialino se encuentra preferentemente a nivel del mesangio.

Según Kimmelstiel, la glomeruloesclerosis diabética es parte de una microangiopatía generalizada, que se debe a un trastorno de la función de las células que regulan el metabolismo y el espesor de la membrana capilar. Estas células de los glomérulos se denominan células mesangiales (parte de la membrana basal).

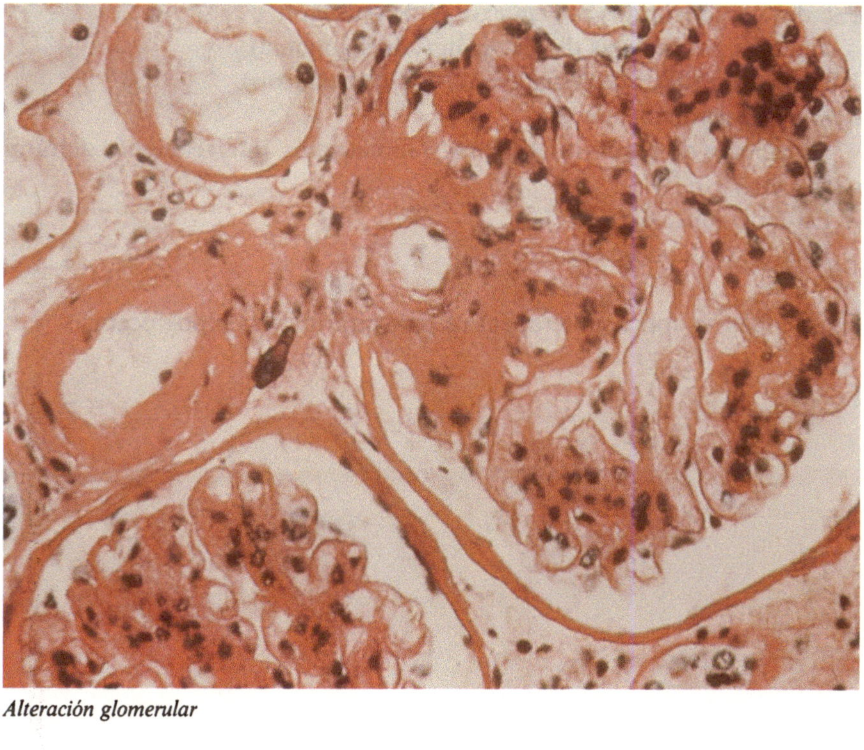

Alteración glomerular

Glucagón

Hormona de efecto hiperglucemiante descubierta en 1922 pro McLeod en el extracto pancreático. Es producida por las células alfa de los islotes de Langerhans. El glucagón se compone de una secuencia de 29 aminoácidos y tiene un peso molecular de 3485 Daltons. Como antagonista de la insulina, se conocen los siguientes efectos fisiológicos del glucagón:

1. Aumento de la glucogenolisis
2. Aumento de la gluconeogénesis
3. Aumento de la lipolisis (Cetogénesis)
4. Aumento del catabolismo (?)

Estados patológicos que evolucionan con una deficiencia de glucagón:
- Deficiencia hereditaria de glucagón (Síndrome de McQuarrie)
- Síndrome post-pancreatectomía
- Obesidad (?)
- Pancreatitis

Estados caracterizados por un exceso de glucagón:
- Tumores productores de glucagón (Glucagonoma)
- Diabetes mellitus (especialmente, con cetoacidosis)
- Hiperlipoproteinemia
- Situaciones de estrés (infecciones, traumatismos, intervenciones quirúrgicas, etc.)
- Esfuerzo muscular
- Estados de hambre (ayuno)

El glucagón se aplica en terapéutica para suprimir las hipoglucemias.

Glucogenolisis

Proceso, regulado hormonalmente, de desintegración de la macromolécula de glucógeno almacenado en el hígado («almidón animal»). Bajo la acción de las fosforilasas se forma glucosa. El glucagón parece ejercer una acción estimulante sobre dichas fosforilasas.

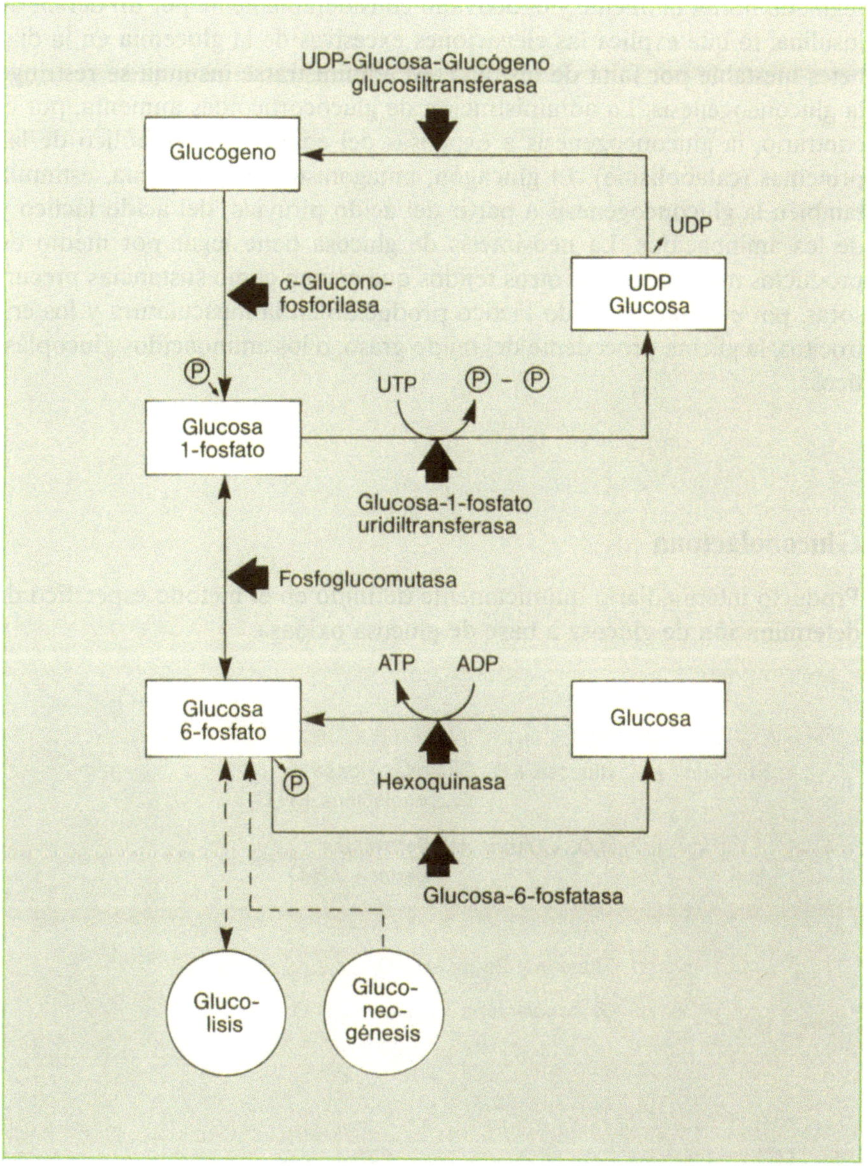

Gluconeogénesis

Neosíntesis de glucosa que tiene lugar esencialmente en el hígado y en el riñón, sin utilización de sustancias precursoras de los hidratos de carbono, sino a partir de los aminoácidos glucoplásticos (aminoácidos que, bajo ciertas circunstancias, pueden ser transformados en glucosa). El proceso es regulado hormonalmente y es activado considerablemente por un déficit de insulina, lo que explica las elevaciones excesivas de la glucemia en la diabetes inestable por falta de insulina. Al administrarse insulina se restringe la gluconeogénesis. La administración de glucocorticoides aumenta, por el contrario, la gluconeogénesis a expensas del equilibrio metabólico de las proteínas (catabolismo). El glucagón, antagonista de la insulina, estimula también la gluconeogénesis a partir del ácido pirúvico, del ácido láctico y de los aminoácidos. La neosíntesis de glucosa tiene lugar por medio de productos metabólicos de otros tejidos que actúan como sustancias precursoras, por ejemplo, el ácido láctico producido en la musculatura y los eritrocitos, la glicina procedente del tejido graso, o los aminoácidos glucoplásticos.

Gluconolactona

Producto intermediario quimicamente definido en el método específico de determinación de glucosa a base de glucosa oxidasa.

Principio

I. $\text{Glucosa} + O_2 \xrightarrow{\text{Glucosa oxidasa}} \text{Gluconolactona} + H_2O_2$

II. $H_2O_2 + \text{Dador}-H_2 \xrightarrow{\text{Peroxidasa}} \text{Dador} + 2\,H_2O$

$\text{Glucosa} + \text{Dador}-H_2 + O_2 \longrightarrow \text{Gluconolactona} + \text{Dador} + 2\,H_2O$

Glucoproteínas

Substrato bioquímico de la microangiopatía diabética, con engrosamiento de la membrana basal y depósito de moléculas proteicas que forman un retículo con moléculas de hidratos de carbono. Las glucoproteínas son proteínas a las cuales se unen carbohidratos mediante enlaces glicosídicos, pudiendo llegar a constituir hasta un 85% en pocas de ellas. La actividad biológica de las glucoproteínas está determinada por la proteína que les sirve de base. Puede tratarse de proteínas estructurales, enzimas, proteínas de transporte y hormonas peptídicas. Muchas glucoproteínas forman parte de las membranes celulares, en las cuales son responsables de la acumulación de cargas negativas sobre la superficie celular, debido a su contenido en ácido acetilneuramínico. Fuera de esto, las glucoproteínas participan como mediador en las reacciones antígeno-anticuerpo, en la transformación de los linfocitos, en la unión de hormonas a las membranas celulares, como asimismo en fenómenos tales como la adhesión celular, la inhibición por contacto del crecimiento celular y la degeneración celular maligna.

Glucoquinasa

Enzima clave en el metabolismo de los hidratos de carbono, que fosforila la molécula de glucosa, transformándola en glucosa-6-fosfato, con utilización de ATP (adenosintrifosfato). En la diabetes, en estados de hambre y de dieta libre de hidratos de carbono, disminuye cuantitativamente la acción de esta enzima. Su actividad aumenta considerablemente bajo la acción de los hidratos de carbono y la insulina.

Glucosidasa (Alfaglucosidasa)

↑ Inhibición de la glucosidasa

Glucosilación

Denominación del proceso de anexión de moléculas de glucosa a la molécula de hemoglobina, con alteración de su capacidad de transporte de oxígeno.

Glucosiltransferasa

Enzima metabólica que une glucosa a las glucoproteínas y que juega probablemente un papel decisivo en la génesis de los engrosamientos de las membranas basales (especialmente a nivel del mesangio de los glomérulos renales). La glucosiltransferasa parece ser inhibida en su acción por la insulina, lo que podría explicar por qué la glomeruloesclerosis ocurre predominantemente en la diabetes por falta de insulina.

Glucosuria

Eliminación de glucosa por la orina. En condiciones fisiológicas, la orina no contiene glucosa. Cuando el nivel de glucosa en la sangre sobrepasa los 160 mg/dl (umbral de excreción renal de glucosa), los riñones eliminan glucosa. El umbral renal para la glucosa puede en ocasiones, elevarse o descenderse, de modo que puede producirse eliminación urinaria de glucosa a niveles de glucemia superiores o inferiores a 160 mg/dl.

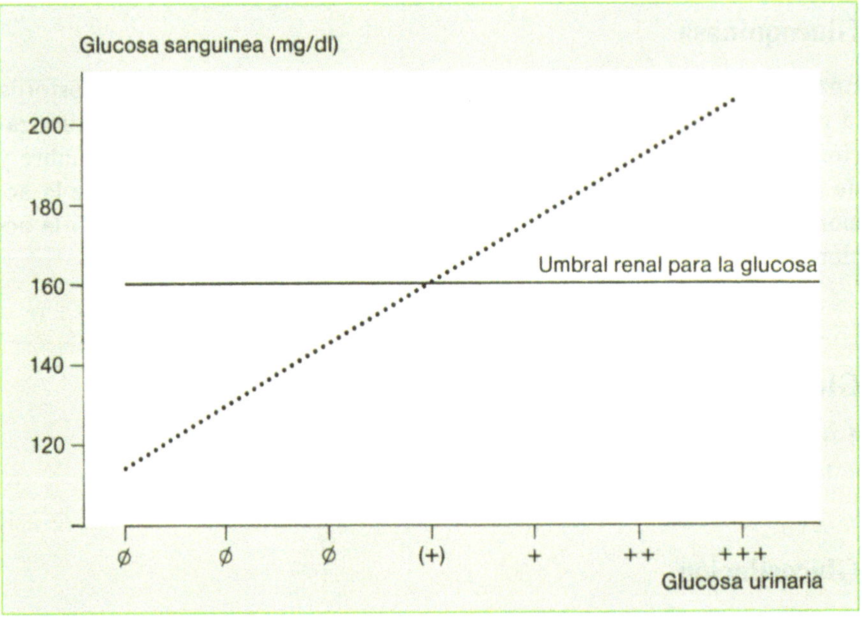

Representación esquemática de una línea recta ascendente de glucemia. A partir de una concentración de glucosa sanguínea superior a 160 mg/dl (umbral de excreción renal de glucosa), los riñones eliminan glucosa.

Glucosuria del embarazo

El diagnóstico de una diabetes mellitus en las embarazadas es dificultada a menudo por un descenso del umbral de excreción renal de la glucosa, que suele ocurrir durante la gestación. A pesar de existir un nivel normal de glucemia y un perfil diario normal, además de una tolerancia normal a la glucosa oral, se detecta glucosa en la orina. La glucosuria gestacional se hace más evidente en el séptimo mes de embarazo, aproximadamente, y rara vez sobrepasa los 15–20 gramos/litro, en presencia de glucemias normales y en ausencia de poliuria, polidipsia y cetonuria. Una glucosuria del embarazo es inocua y desaparece después del parto, pero su aparición hace necesario descartar una ↑ diabetes del embarazo.

Glucosuria por sobrepasar el umbral

Cantidades demostrables de glucosa en la orina, a consecuencia de niveles elevados de glucemia. Aparece al sobrepasarse la capacidad máxima de transporte tubular renal para la glucosa. Fenómeno clásico de la diabetes mellitus manifiesta con valores de glucemia permanentemente elevados sobre 180 mg/dl (equivalentes a 10 mmol/l). La magnitud de la glucosuria por sobrepasar el umbral (a diferencia de la glucosuria renal, que ocurre en caso de daño tubular primario) presenta fluctuaciones muy intensas y puede reducirse considerablemente con la evolución progresiva de una insuficiencia renal crónica como manifestación de la ↑ nefropatía diabética. En esta etapa de la enfermedad, una orina libre de glucosa documenta sólo aparentemente una situación metabólica aceptable. Los síntomas prodrómicos típicos de la diabetes (poliuria, polidipsia y baja de peso) son producidos en gran medida por la glucosuria, a través del poder de captación de agua (hidratación) de las moléculas de glucosa filtradas que permanecen en solución en la orina primaria. La pérdida de agua puede ser considerable y llevar muy rápidamente a una deshidratación extracelular e intracelular. A través de la pérdida de glucosa como sustancia productora de energía, se movilizan los depósitos de grasa para mantener el equilibrio energético del organismo. Bajo una acidosis progresiva, el sistema se descompensa y la situación del paciente desemboca en el ↑ coma cetoacidótico diabético.

Guar

Polisacárido, soluble en agua, compuesto de manosa y galactosa, que se obtiene moliendo las semillas del guaran (cyanopsis tetragonoloba, haba-guar) y que se emplea frecuentemente como un agregado a los alimentos en la dietética del diabético. Después de la ingestión de alimentos mezclados con guar, se produce una absorción claramente retardada de los hidratos de carbono y un aplanamiento de la curva de glucemia post-prandial. Aunque tanto el sabor como la tolerancia del guar son problemáticos, su aplicación es útil porque da la posibilidad de estabilizar el perfil diario de glucemia de los pacientes diabéticos.

Hemodiálisis

↑ Nefropatía diabética

Hemoglobina glucosilada (gluco-Hb, HbA_1, $HbA_{1\,a\text{-}c}$)

La HbA_1 es el producto de una reacción de glucosilación no enzimática, que ocurre lentamente durante toda la vida activa del eritrocito. En un proceso bifásico, se une primeramente el grupo aldehido de la molécula de glucosa, en forma de una base de Schiff, a un grupo amino de la hemoglobina. En un segundo paso, se produce – a partir de esa aldimina lábil – una cetoamina estable, mediante una transposición de Amadori. Mientras que la formación de la base de Schiff ocurre de manera rápida y reversible, la cetoamina se genera en un proceso lento y finalmente irreversible. Según el orden cronológico en la separación cromatográfica, se distinguen los componentes a, b y c de la HbA_1. Los sujetos metabólicamente normales tienen un porcentaje de $HbA_{1\,a\text{-}b}$ aproximadamente igual al 2% y una $HbA_{1\,c}$ cercana al 4-6% de la hemoglobina total.

Aplicación práctica de la determinación de la $HbA_{1\,c}$:

Es un nuevo método para evaluar la calidad de la compensación del trastorno metabólico diabético, basado en el principio, descrito anteriormente, de la unión de moléculas de glucosa a la fracción HbA_1 de la hemoglobina de los eritrocitos, que depende cuantitativamente de la concentración de la glucosa en sangre. En presencia de una glucemia elevada que se mantenga por largo tiempo, se produce una ↑ glucosilación («un azucaramiento de la proteína estructural») de la globina, que disminuye además la capacidad de la hemoglobina para unirse al oxígeno.

La determinación bioquímica, que es un método ya plenamente establecido en los hospitales, pero sólo lentamente adoptado por los médicos en sus consultas privadas, se efectúa usando, entre otras técnicas, la cromatografía en columnas, seguida de elución, tomando en cuenta las partes lábiles de la HbA. Dicha determinación permite extraer conclusiones sobre la situación metabólica del paciente durante las últimas 4-6 semanas antes del análisis («Memoria diabética»).

	Hemoglobina glucosilada (HbA_{1c})
Sujetos metabólicamente sanos	inferior al 6%
Buena compensación diabética	inferior al 8%
Compensación diabética mediocre	inferior al 10%
Mala compensación diabética	superior al 10%
Diabetes descompensada	superior al 15%

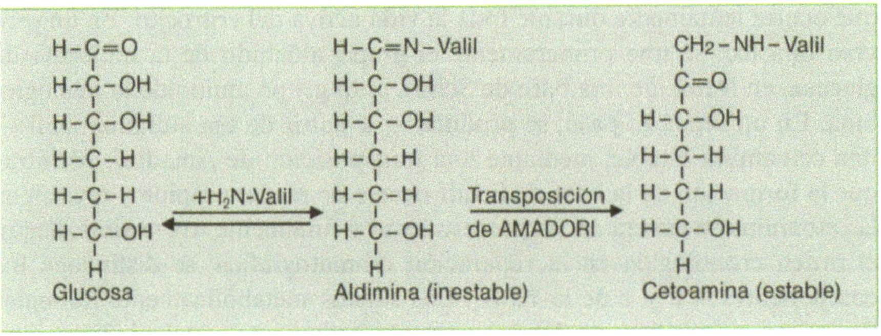

Hexoquinasa

Enzima que se usa en el laboratorio de bioquímica clínica para el método de determinación de la glucosa. La magnitud que se mide en dicho método es la reducción del NADP en la zona UV de gran longitud de onda (Hg 366, 334). La hexoquinasa cataliza la transformación de glucosa en glucosa-6-fosfato. Esta reduce al NADP bajo la acción de una deshidrogenasa específica.

I. Glucosa + ATP $\xrightarrow{\text{Hexoquinasa}}$ Glucosa-6-fosfato + ADP

II. Glucosa-6-fosfato + NADP $\xrightarrow{\text{Glucosa-6-fosfato deshidrogenasa}}$ 6-Fosfogluconolactona + NADP H_2

I. + II. Glucosa + ATP + NADP $\longrightarrow$ 6-Fosfogluconolactona + ADP + NADP H_2

Hidramnios

↑ Complicaciones del embarazo

Hígado graso

Enfermedad hepática frecuente en la diabetes pero no específica de ella, que se caracteriza por la acumulación intracelular de gotas de grasa de mediano a gran tamaño. La degeneración grasa del hígado está estrechamente relacionada al grado de sobrepeso, sin que puedan demostrarse depósitos grasos específicos para la diabetes. La esteatosis hepática del diabético es el hallazgo típico de un hígado graso por sobrealimentación. La oferta excesiva de carbohidratos y de insulina estimula la lipogénesis, cuyo efecto es el depósito de grasa en la célula hepática. Este proceso es posible también sin diabetes y se debe al abuso del alcohol.

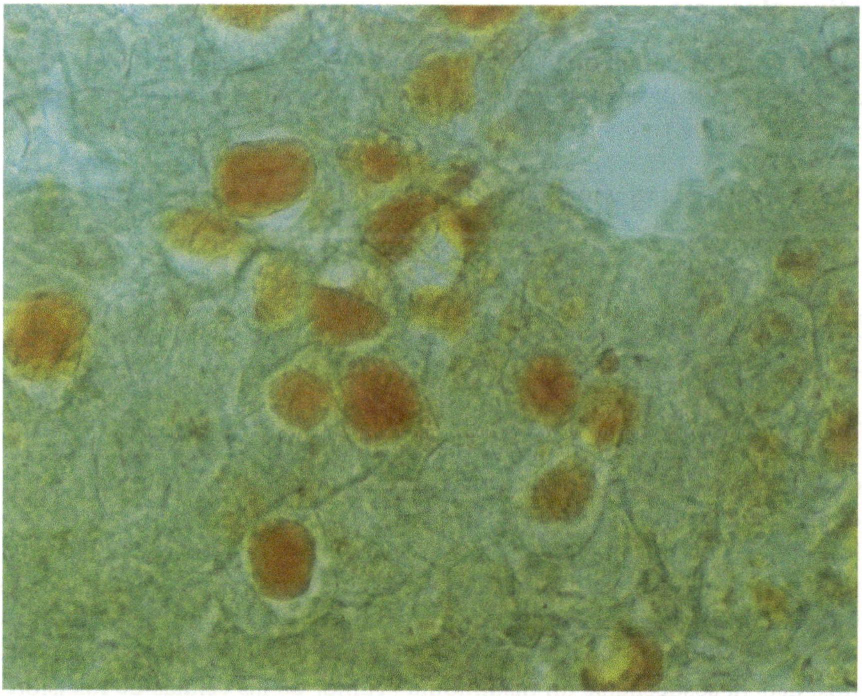

Hígado graso, corte histológico

Hiperadrenocorticismo

Denominación de los cuadros clínicos con signos de hiperfunción de la corteza suprarrenal (Enfermedad de Cushing), en los cuales pueden presentarse efectos diabetógenos producidos por los glucocorticoides (manifestación diabética del tipo II con sobrepeso en pacientes tratados con cortisona o portadores del síndrome de Cushing). El efecto diabetógeno se debe a un aumento de la gluconeogénesis a partir de aminoácidos en el hígado y en el riñón, y a una estimulación de la síntesis de glucógeno, con inhibición simultánea de la combustión de la glucosa en el tejido muscular.

Hiperemesis gravídica

↑ Complicaciones del embarazo

Hiperglucemia

Nivel de glucemia anormalmente elevado. (Valor superior a 100 mg/dl en ayunas, y valor post-prandial superior a 140 mg/dl, o a 5,5 y 7,8 mmol/l, respectivamente.)

La hiperglucemia es uno de los signos típicos de la diabetes mellitus.

Hiperinsulinismo

Nombre usado para denominar un estado caracterizado por niveles anormalmente elevados de insulina, que pueden causar episodios hipoglucémicos de aparición paroxística. El hiperinsulinismo es un hallazgo frecuente, especialmente después de la sobrecarga de glucosa en pacientes con obesidad intensa, debido a una reacción excesiva de los islotes de Langerhans a la estimulación por la glucosa. El proceso parece ser uno de los mecanismos fisiopatológicos de la obesidad, y puede constituir, en algunos casos individuales, un síntoma de manifestación diabética, que puede durar años. En caso de hiperinsulinismo independiente de los mecanismos regulatorios, deberá sospecharse un insulinoma (Tumor de las células de los islotes de Langerhans).

Hiperlipoproteinemia

Los trastornos del metabolismo de los lípidos en la diabetes mellitus son generalmente secundarios, aun cuando pueden aparecer también formas primarias. En la descompensación aguda de la diabetes de tipo I se encuentra una hipertrigliceridemia con aumento de las lipoproteínas de muy baja densidad (VLDL = very low density lipoproteins). En la descompensación crónica de la diabetes se observa una hipertrigliceridemia combinada – exógena y endógena – con aumento de los triglicéridos de tipo VLDL y de los ↑ quilomicrones.

La patogenia de la hipertrigliceridemia en la diabetes de tipo II se caracteriza por la resistencia periférica a la insulina, acompañada de hiperinsulinemia, mientras que la sensibilidad de las células hepáticas a la insulina permanece aún dentro de los límites normales. A consecuencias de la hiperglucemia se produce un aumento de la captación de glucosa en el hígado (Mecanismo de Soskin), que es utilizada en la síntesis de ácidos grasos libres. La síntesis de triglicéridos tiene lugar mediante esterificatión, y después de la formación de VLDL, se produce el transporte de triglicéridos de tipo VLDL desde el hígado a la sangre. Debido a que las grasas neutras incrementan más aún la resistencia a la insulina en la periferia (defecto postreceptor), la hiperinsulinemia aumenta, constituyéndose un círculo vicioso.

Los niveles de colesterol sérico no guardan ninguna relación fisiopatológica directa con la diabetes mellitus y deben considerarse como independientes de ella.

Hiperosmolaridad

Situación fisicoquímica de los líquidos corporales o de la sangre, caracterizada por una concentración elevada de las sustancias o componentes osmóticamente activos, asociada en la mayoría de los casos al cuadro clínico de una deshidratación. Junto a la acidosis, la hiperosmolaridad es una de las causas más importantes de la alta mortalidad de la cetoacidosis diabética. A través de la liberación excesiva de ↑ cuerpos cetónicos ácidos (acidosis) aumenta la presión osmótica en la sangre, lo que conduce a trastornos considerables de la permeabilidad y de los procesos de difusión en la región capilar.

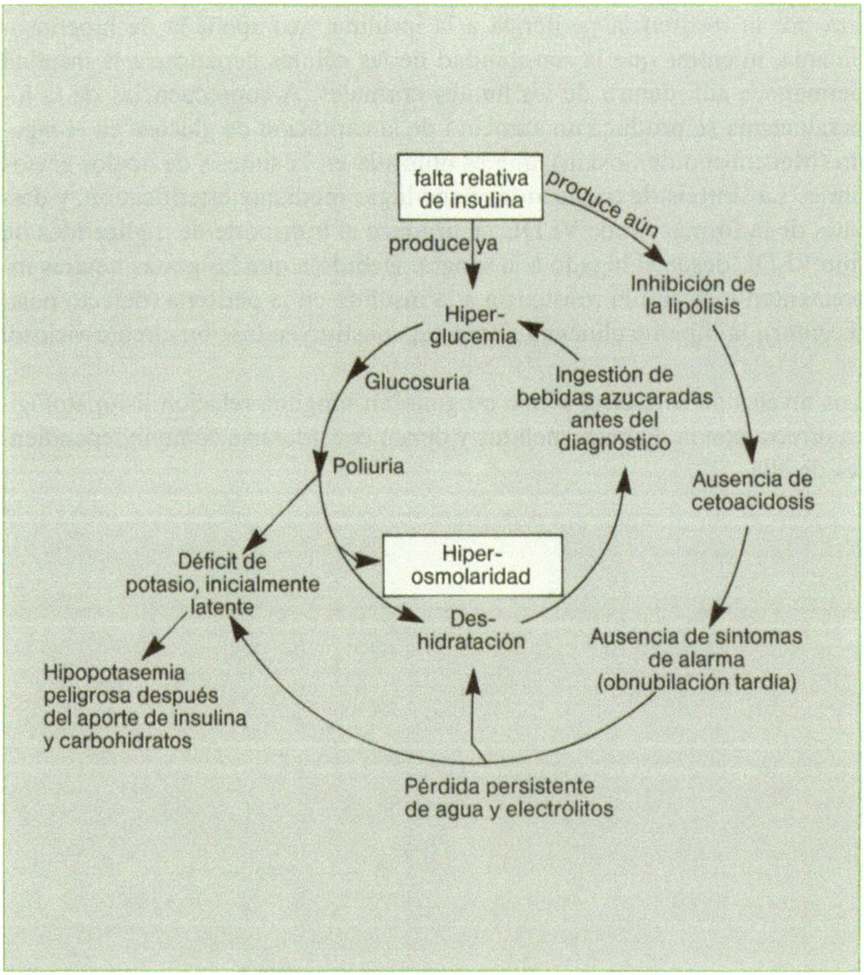

Hipertensión arterial

La incidencia de la hipertensión arterial primaria o esencial es exactamente igual en los diabéticos que entre los sujetos metabólicamente normales. A la inversa, de un 40 a un 60% de los diabéticos desarrollan hipertensiones arteriales secundarias, más frecuentes en la diabetes de tipo II, en relación a la obesidad, que en la diabetes de tipo I, durante la evolución de una nefropatía diabética.

No se conoce el mecanismo exacto de origen de la hipertensión arterial. En los diabéticos hipertensos se discute la posible existencia de un nivel bajo de renina y una reacción intensificada frente a las catecolaminas y a la angiotensina II.

La mayor parte de los hipotensores de uso corriente, especialmente los diuréticos, los bloqueadores beta adrenérgicos y los antagonistas del calcio ejercen una influencia desfavorable sobre el metabolismo de los carbohidratos. Sin embargo, el riesgo de una descompensación es relativamente pequeño y predominan las ventajas de la disminución de la presión arterial cuando se puede garantizar al paciente una vigilancia cuidadosa por parte del médico y la posibilidad de cambiar eventualmente el fármaco hipotensor.

Hipoglucemia

Nivel anormalmente bajo de glucosa en la sangre (< 50 mg/dl), acompañado de síntomas de estimulación adrenérgica (sudoración, intranquilidad motora, temblor, sensación aguda de hambre, palpitaciones, elevación de la presión arterial). La intensidad de los síntomas de hipoglucemia dependen de la magnitud de la glucemia inicial y de la velocidad con que ésta descienda. En caso de un descenso rápido se desencadenan los mecanismos de regulación adrenérgica cuando la glucemia todavía se mantiene en niveles aparentemente normales. La hipoglucemia es un síntoma frecuente en el tratamiento de la diabetes mellitus con insulina y demuestra (cuando no se produce con frecuencia excesiva) la existencia de una compensación buena a muy buena. Un paciente diabético por falta de insulina que no pueda relatar ningún episodio de hipoglucemia, probablemente no está compensado de manera óptima.

Junto a las hipoglucemias exógenas (producidas por sobredosis de insulina o de derivados de la sulfonilurea administradas ya sea con fines terapéuticos o con intenciones suicidas) existen también las hipoglucemias espontáneas y reactivas. Las hipoglucemias espontáneas se presentan preferentemente en ayunas, entre otras causas, en los insulinomas, en tumores extrapancreáticos, en enfermedades del hígado, enfermedades endocrinas, en caso de abuso del alcohol y despues de ayunos prolongados. Las hipoglucemias reactivas ocurren por mecanismos funcionales – sin una causa orgánica – en las etapas precoces de la diabetes y después de las operaciones del estómago (síndrome del dumping).

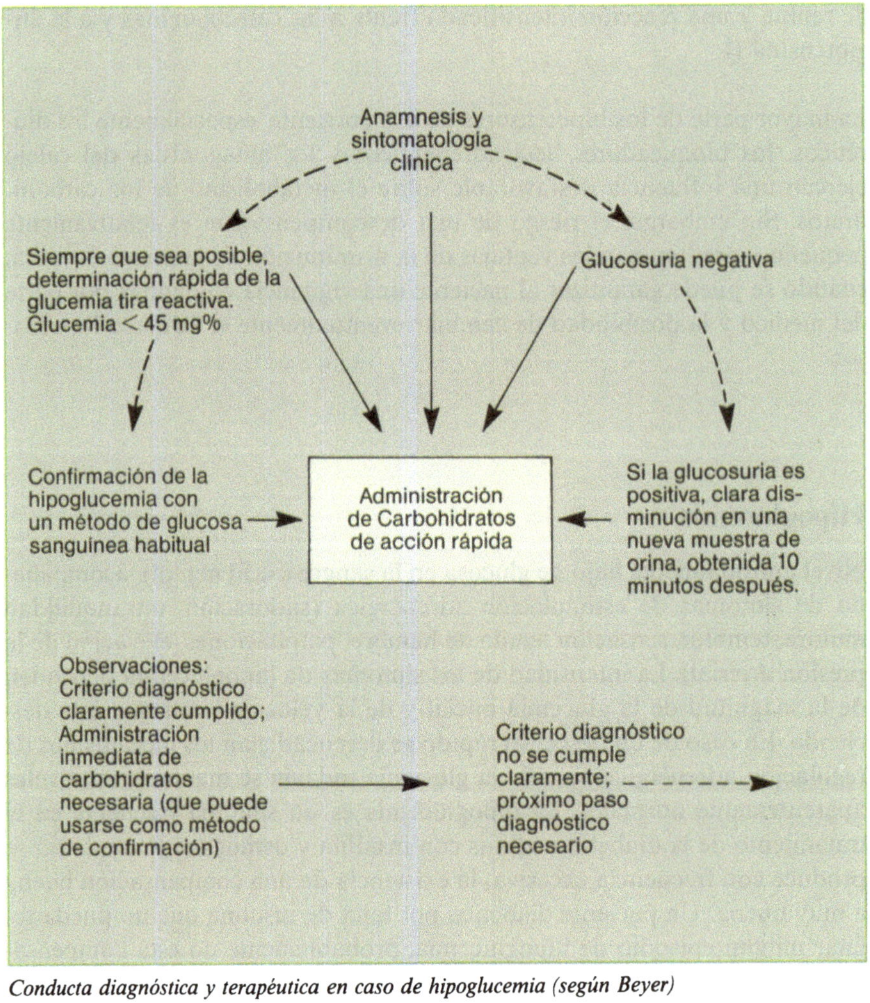

Conducta diagnóstica y terapéutica en caso de hipoglucemia (según Beyer)

Historia nutricional

Interrogatorio sobre hábitos de alimentación cualitativos y cuantitativos, especialmente en los pacientes adiposos, con el fin de estimar los requerimientos calóricos y de poner en evidencia los errores dietéticos.

Homeostasis de la glucosa

Mantenimiento de un nivel constante de glucosa en la sangre, entre 60 y 100 mg/dl, que se consigue por mecanismos regulatorios complejos, independientemente del aporte de alimentos y del consumo de energía.

Al ingerirse alimentos, la insulina se encarga de que se llenen los depósitos de glucógeno; en caso de oferta excesiva de hidratos de carbono, se produce un depósito adicional de grasa. Entre las comidas, el requerimiento de glucosa, especialmente por parte del sistema nervioso central, es cubierto por el glucógeno hepático. Se produce entonces ↑ glucogenolisis y además, ↑ gluconeogénesis. Después de un ayuno de 15 horas, el cerebro, los músculos, el corazón, los riñones y la médula ósea reciben todavía entre 7 y 8 gramos de glucosa endógena por hora.

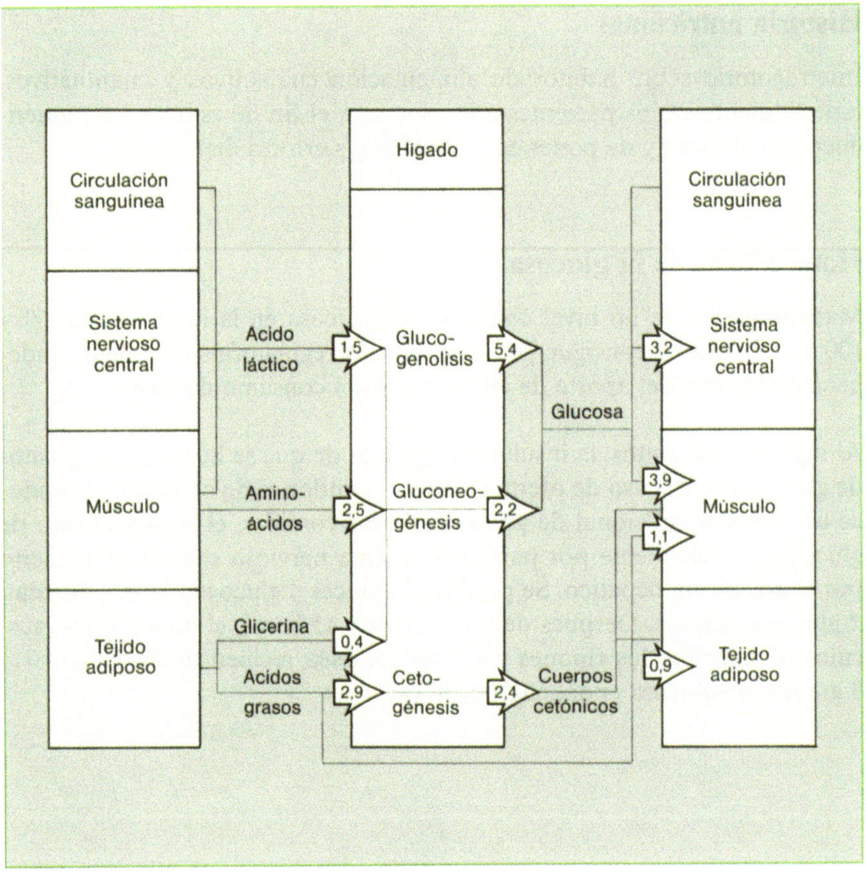

Homeostasis de la glucosa en el ser humano al cabo de 15 horas de ayuno. Las cifras corresponden a las tasas de producción en gramos por hora, que han sido medidas con ayuda de técnicas de cateterización en sujetos sanos de peso normal. (Datos inéditos de Dietze y Hepp, 1973).

Honeymoon-Phase

↑ Fase de la «luna de miel»

Incidencia familiar

Desde el punto de vista etiológico, las diabetes de tipo I y II son enfermedades diferentes. Estudios realizados en familias y en gemelos han evidenciado que la determinación genética de la diabetes de tipo II es mucho más importante que la de la diabetes de tipo I. Cuando una diabetes de tipo II se hace manifiesta antes de los 40 años de edad, debe sospecharse – en la mayoría de los casos – una herencia autosómica dominante.

Indice glucémico (equivalente biológico de los hidratos de carbono)

Classificación de los alimentos que contienen hidratos de carbono, de acuerdo con su acción hiperglucemiante en comparación con la de la glucosa, como base para estructurar una dieta para el diabético. Desafortunadamente, la reproductibilidad de los resultados disponibles hasta ahora sobre el índice glucémico es insuficiente, debido a la acción de numerosos factores que influyen sobre la regulatión post-prandial de la glucosa, de modo que su aplicación práctica se ha impuesto sólo parcialmente.

Indice glucémico –
Medida para los hidratos de carbono «lentos» y «rápidos» (según Jenkins y cols)

Azúcares libres y disacáridos		- Habas	79
- Maltosa	105	- Patatas (nuevas)	70
- Glucosa	100	- Guisantes (congelados)	51
- Sacarosa	59	- Judías (secas)	40
- Fructosa	20	- Lentejas	29
		- Sojas	15
Productos lácteos		- Guisantes (secos)	14-33
- Yogur	36		
- Helados (sin azúcar)	36		
- Leche	34	*Cereales*	
Fructas		- Copos de cereales (Corn-flakes)	80
- Plátanos	62	- Pan (integral)	72
- Naranjas	40	- Arroz (blanco)	72
- Manzanas	39	- Pan (blanco)	69
		- Arroz (integral)	66
Verduras		- Cereales integrales (müsli)	66
- Puré de zanahorias	92	- Puré de avena	49
- Puré de patatas	80	- Tallarines	42

Infarto silente de miocardio

Forma evolutiva especial de la necrosis isquémica aguda del miocardio, carente de dolor, debida a un trastorno de la captación y transmisión de los estímulos e impulsos dolorosos originados en el área necrótica hacia el sistema nervioso central. Este trastorno de la conducción nerviosa es consecuencia de alteraciones de los nervios cardíacos autónomos, vegetativo-viscerales, específicas de la diabetes mellitus, que forman parte del complejo de la miocardiopatía diabética. Estudios histopatológicos han demostrado la formación de proliferaciones esféricas en el trayecto de las fibras nerviosas, que se deforman, tomando un aspecto fusiforme. La gravedad del infarto silente radica en que un estado que amenaza en forma aguda la vida del paciente permanece enmascarado, dándose a conocer solamente por sus complicaciones o sus hallazgos secundarios, como una insuficiencia aguda del ventrículo izquierdo, cetoacidosis diabética o arritmias agudas. Debido a esta variante clínica de evolución, el electrocardiograma de rutina es una de las medidas diagnósticas esenciales en los pacientes diabéticos, cuando se trata de poner en evidencia complicaciones de la situación metabólica y empeoramientos poco claros del estado de los pacientes.

Infusión subcutánea continua de insulina (ISCI)

Procedimiento de aplicación continua de insulina con ayuda de una bomba programable. La función de la bomba consiste en la administración continua de una tasa basal de insulina y en la suministración de dosis bolus individuales y variables en relación con las comidas. Debido a que la tasa basal de insulina presenta fluctuaciones en el transcurso del día (fenómeno de Dawn), en algunas bombas pueden programarse también tasas variables según la hora del día.

La ISCI es el mejor método disponible en la actualidad para lograr una compensación de los valores de glucemia a niveles casi normales en pacientes diabéticos no suficientemente controlables por los métodos convencionales. Indicaciones para este método son: infecciones localizadas graves, para el uso a corto plazo; a medio plazo, un embarazo ya existente o planeado, la nefropatía diabética y la gangrena diabética, y a largo plazo, para aquellos diabéticos que la necesitan debido a su actividad profesional o a costumbres de vida que dificulten la aplicación de los métodos convencionales.

Condición previa para la instauración de una ISCI son la cooperación del paciente, la enseñanza, su entrenamiento intensivo en condiciones de hospitalización, seguido de la posibilidad de tratamiento ambulatorio por especialistas en diabetología. No son apropiados para una ISCI los pacientes de personalidad poco fiable, mal motivados, psíquicamente lábiles, los pacientes con un síndrome diabético tardío ya avanzado y los diabéticos con una neuropatía autónoma, que no están en condiciones de notar oportunamente las hipoglucemias (↑ Substitución insulínica casi normoglicémica (NIS)).

Inhibición de las alfa-glucosidasas

Nuevo concepto terapéutico, aplicable a todas las formas de diabetes, que tiene por objeto el retardo de la absorción de los midratos de carbono a nivel del intestino delgado, para reducir los niveles elevados de glucemia post-prandial. A través de la administración de un inhibidor competitivo, se inhiben las alfaglucosidasas en las células epiteliales de la mucosa del intestino delgado, encargadas de la absorción de los monosacáridos. De esta manera se produce un retraso en la hidrólisis y absorción de estas sustancias, y la glucemia no aumenta con la rapidez habitual en la fase postprandial. En caso de un efecto farmacológico excesivo, pueden pasar hidratos de carbono no digeridos al intestino grueso y ocasionar síntomas molestos como flatulencia y meteorismo. La ventaja de este nuevo principio terapéutico radica en un mejor control del trastorno metabólico. A menudo pueden disminuirse las dosis de los antidiabéticos orales o de las inyecciones de insulina.

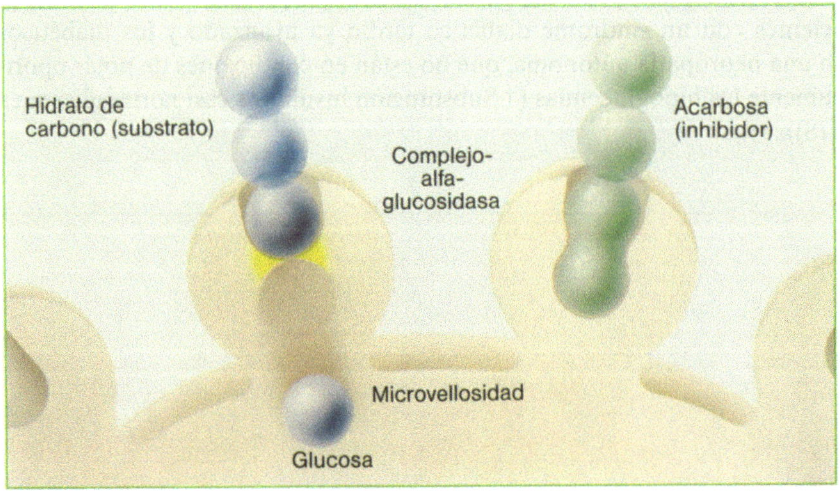

Modelo de la estructura espacial del complejo alfra-glucosidasa: Los hidratos de carbono se unen al receptor y luego son fragmentados. La acarbosa, inhibidor de la glucosidasa, se une al receptor sin ser fragmentada, y bloquea, por lo tanto, la glucosidasa.

Inhibición de las glucosidasas

Nuevo principio terapéutico aplicable a todas las formas de diabetes mellitus: las enzimas que desdoblan las moléculas de almidón y azúcares a nivel de las células epiteliales de la mucosa del intestino delgado son inhibidas competitivamente por sustancias de estructura química análoga a dichos sustratos, con lo cual se retarda la absorción intestinal de los hidratos de carbono, desplazándose este proceso a los segmentos intestinales más distales. Con el principio de la inhibición de la absorción en el intestino delgado se persigue el objetivo de obtener una curva de glucemia aplanada en los pacientes diabéticos a lo largo del día, sin elevaciones abruptas de la glucosa sanguínea en las fases post-prandiales (↑ Acarbosa).

Insulina combinada

Preparados de insulina consistentes en una mezcla de insulina soluble (insulina normal) e insulinas intermedias o de depósito. La curva de efecto de las insulinas combinadas depende de la proporción cuantitativa entre la insulina soluble, de acción rápida y las insulinas de efecto retardado. En caso de una elevada proporción de insulina soluble, la acción inicial comienza rápidamente; si la proporción de insulina retardada es alta, se prolonga la duración del efecto.

Ejemplos de insulinas combinadas

Insulinas NPH	Proporción de NI (%)	Especie	Duración de acción (hr)	Fabricante
Insulina Depot-H15	15	H(SHI)	20	Hoechst
Insulina Depot-H25	25	H(SHI)	12–16	Hoechst
Insulina Kombi-H	50	H(SHI)	12–14	Hoechst
Insulina humana Profil I	10	H(BHI)	16	Lilly
Insulina humana Profil II	20	H(BHI)	16	Lilly
Insulina Mixtard Nordisk	30	S	16–20	Hormonchemie
Insulina Initard Nordisk	50	S	14	Hormonchemie
Insulina Mixtard humana	30	H(SHI)	16–20	Hormonchemie
Insulina Initard humana	50	H(SHI)	16	Hormonchemie

Todas las insulinas contienen 40 IU/ml.

NPH = Insulina neutra-protamina Hagedorn
NI = Insulina normal
S = Insulina de cerdo
H = Insulina humana
SHI = Insulina humana semisintética
BHI = Insulina humana biosintética

Tomado de: H. Sauer: «Diabetestherapie» — Editorial Springer, 2a. Edición (1986).

Insulina de acción intermedia

Preparados de insulina con una duración de acción moderadamente prolongada (12-24 horas) que ocupan un lugar intermedio en la insulinoterapia de la diabetes – en razón de la duración de efecto – entre la insulina soluble, de acción rápida y las insulinas de acción prolongada. Representantes típicos de las insulinas intermedias son los preparados denominados «Depot», «Komb», «Semilente», «Monotard», «Retard», «Initard» y «Semitard». Si se agrega insulina soluble a estas insulinas de acción intermedia, se obtiene una intensificatión del efecto inicial, con un descenso más precoz de la glucemia, sin modificaciones de la duración total del efecto. (Ejemplos: «Komb-Insulin», «Initard», «Rapitard».)

Insulina de acción lenta

↑ Insulina de depósito, de acción prolongada.

Insulina de acción retardada

Preparaciones de insulina con un comienzo de acción retardado y una duración de efecto más larga que la insulina soluble (insulina normal). La prolongación de la duración del efecto (12-24 horas y más) se logra mediante un retardo de la absorción de la insulina inyectada, que permanece en el punto de inyección en forma poco soluble. Se conocen las siguientes sustancias que retardan la absorción de la insulina: surfeno, globina humana (que actualmente ya no se usa) y protamina. Mediante procedimientos fisicoquímicos más modernos, se pueden preparar insulinas retardadas a base de insulina recristalizada, sin necesidad de recurrir a sustancias retardantes de la absorción. Estos últimos tipos de insulina pueden presentarse en forma de soluciones claras o de suspensiones. Las suspensiones deben agitarse bien, con el fin de distribuir uniformemente las partículas en el solvente, antes de inyectarlas.

Ejemplos de insulinas de acción retardada y de acción intermedia, combinadas frecuentemente con insulina normal

Insulinas NPH	Proporción de NI (%)	Especie	Duración de la acción (aprox.hr)	Fabricante
Insulina Basal H	15	H(SHI)	20	Hoechst
Insulina Depot-H15	15	H(SHI)	20	Hoechst
Insulina Depot-H25	25	H(SHI)	12-16	Hoechst
Insulina Komb-H	50	H(SHI)	12-24	
Huminsulin basal		H(BHI)	16-20	Lilly
Huminsulin Profil I	10	H(BHI)	16	Lilly
Huminsulin Profil II	20	H(BHI)	16	Lilly
Insulina Insulatard Nordisk		S	20	Hormonchemie
Insulina Mixtard Nordisk	30	S	16-20	Hormonchemie
Insulina Initard Nordisk	50	S	14	Hormonchemie
Insulina Insulatard human		H(SHI)	20	Hormonchemie
Insulina Mixtard human	30	H(SHI)	16-20	Hormonchemie
Insulina Initard human	50	H(SHI)	16	Hormonchemie
Insulina Protaphan HM		H(SHI)	20	Novo
Insulina Actraphane HM	30	H(SHI)	16-20	Novo
Suspensiones de Insulina-Cinc:				
Insulina Monotard		S	20	Novo
Insulina Monotard HM		H(SHI)	20	Novo
Insulina Novo Lenta		R/S	24-28	Novo
Insulina Novo Ultralenta		R	30	Novo
Insulina Ultratard HM		H(SHI)	24	Novo

Todas las insulinas contienen 40 UI/ml

NPH = Insulina neutra-protamina, según Hagedorn.
NI = Insulina normal
S = Insulina de cerdo
R = Insulina bovina
H = Insulina humana
SHI = Insulina humana semisintética
BHI = Insulina humana biosintética
HM = Insulina humana

Tomado de: Sauer, H.: Diabetestherapie, Editorial Springer, 2a Edición (1986).

Insulina de depósito, de acción prolongada

Preparaciones de insulina de acción retardada, con una duración de su efecto extremadamente prolongada (más de 24 horas) en comparación a las ↑ insulinas de acción intermedias. Las insulinas de depósito son suspensiones neutras, turbias, compuestas de insulina cristalizada, y agregados de insulina amorfa. Debido a su curva de efecto, se las usa sólo ocasionalmente (↑ insulina de acción retardada).

Insulina desfenilalaninizada

Insulina modificada, que se produce mediante la separación química específica del trigésimo aminoácido de la cadena B (fenilalanina). Junto a su comportamiento immunológico (menos formación de anticuerpos anti-insulina y por lo tanto, mejor eficacia en casos de alergia y resistencia a la insulina), la insulina desfenilalaninizada se caracteriza por su estabilidad fisicoquímica especial. Por esta razón, puede mezclarse con insulina cristalizada, obteniéndose un retraso en el inicio de su acción sin necesidad de agregar otras sustancias que condicionen el efecto de depósito. En la clínica, se pueden obtener reducciones de las dosis de insulina.

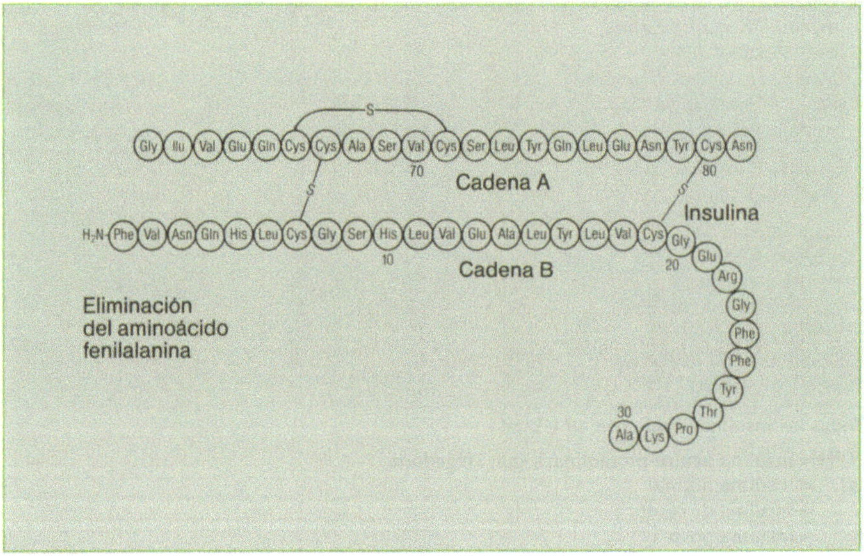

Si se separa el aminoácido fenilalanina de su posición terminal en la cadena B de la molécula de insulina, se obtiene la insulina desfenilalaninizada, que se muestra aquí como insulina de cerdo. La insulina desfenilalaninizada tiene efectos iguales a la insulina humana y algunas ventajas galénicas en comparación a los preparados antiguos. De todas formas, ya no se la usa en la mayoría de los casos.

Insulina humana

Preparados de insulina con estructura molecular idéntica a la de la insulina humana, a diferencia de las insulinas bovina y porcina, usadas habitualmente hasta ahora. La insulina humana, que puede prepararse por distintos procedimientos, se diferencia de la insulina de cerdo en que tiene una molécula del aminoácido «treonina» en lugar de «alanina» en el extremo C terminal de la cadena B de la molécula. Con esto, cambian las propiedades físicoquímicas de la insulina, especialmente su liposolubilidad, que tiene influencia sobre el fenómeno de la agregación y por ende, también sobre la inmunogenicidad y la formación de anticuerpos. Hasta el momento se ha catalogado con escepticismo la utilidad de la insulina humana porque aún no se ha aclarado si estas distintas insulinas heterólogas efectivamente garantizan un mejor control de la situación metabólica, si tienen una acción antigénica inferior, e incluso, si pueden o no reducir el riesgo de desarrollo de las complicaciones tardías de la enfermedad. La producción de insulina humana heteróloga con ayuda de la ↑ tecnología del DNA recombinante demostrará, probablemente, ser mucho más económica que el procedimiento convencional de elaboración de la insulina porcina altamente purificada («disminución» de los costos de producción por innovación»).

Nomenclatura de las insulinas humanas:

- Insulina humana endógena (homóloga)
- Insulina humana exógena (insulina humana de extracto pancreático homólogo)
- Insulina humana heteróloga (semisintética, obtenida mediante substitución de la molécula de alanina en el extremo C terminal de la cadena B)
- Insulina humana heteróloga (elaborada por síntesis completa de toda la secuencia de aminoácidos de ambas cadenas).
- Insulina humana heteróloga (elaborada por biosíntesis en Escherichia colli, mediante la técnica de recombinación por DNA).

Insulina monocomponente

Insulina altamente purificada por cromatografía de intercambio iónico, que – después de la eliminación de las fracciones A y B, de intenso poder antigénico – contiene solamente la fracción C, inmunológicamente neutral, que contiene a su vez más de un 95% de insulina pura. Las insulinas monocomponentes son epecialmente apropiadas para el tratamiento de los pacientes con alergia a la insulina y además, para el cambio de tratamiento a nuevos preparados de insulina después de un empeoramiento de la situación metabólica. Gracias a la aplicación más liberal de estas formas de insulina, han disminuido tanto la frecuencia de las alergias a la insulina como el requerimiento de insulina de los pacientes. La aplicación de las insulinas monocomponentes ha demostrado también su utilidad en la ↑ lipodistrofia, lo que parece confirmar la patogenia inmunoalérgica de ese trastorno cosmético.

Insulina soluble (Insulina «vieja»)

Preparados de insulina de acción rápida y de un effecto de corta duración. Los primeros preparados de insulina eran insulinas ácidas, mal toleradas por la piel. Mediante la utilización de insulinas altamente purificadas ha sido posible preparar soluciones de insulina neutras (insulinas normales), que se caracterizan por una larga conservación y por una mejor tolerancia. El inicio y la duración de los efectos de los preparados de insulina normal de los distintos fabricantes presentan sólo pequeñas variaciones, que obedecen, entre otros factores, a su diferente contenido en zinc. Después de la administración intravenosa, el efecto se inicia al cabo de pocos minutos, alcanza su máxima intensidad aproximadamente a los 30 minutos y dura cerca de 2 horas. Al administrarse por la vía subcutánea, el efecto comienza a los 15–30 minutos, alcanza su máxima intensidad entre los 60 y 90 minutos y dura aproximadamente 6 horas.

Las indicaciones para la aplicación de la insulina soluble (insulina normal) son:

1. Situaciones metabólicas que exigen un inicio rápido de la acción.
2. Mezclada con insulinas de acción retardada, para conseguir una insulina con un inicio y duración del efecto determinado.
3. La insulinoterapia intensiva.

La aplicación a largo plazo de insulina soluble (o insulina normal) sola, no es adecuada, por lo general, a los hábitos dietéticos de los europeos, ya que sería necesario efectuar inyecciones varias veces al día.

Insulinasa

Término global para denominar varias enzimas que producen el desdoblamiento de la insulina, especialmente la disociación de los puentes disulfuros (puentes «S-S») entre las cadenas A y B de la molécula. El desdoblamiento de la insulina ocurre en varios órganos y está asociada a la capacidad funcional de ellos. En caso de ↑ nefropatía diabética con insuficiencia renal progresiva, la biotransformación de la insulina está considerablemente retardada, de lo cual resulta un alargamiento de la vida media de la insulina (esto explica la disminución del requerimiento de insulina en los diabéticos con insuficiencia renal). Después de la disociación de los puentes disulfuros y del desdoblamiento de la molécula, las cadenas A y B son degradadas por enzimas proteolíticas.

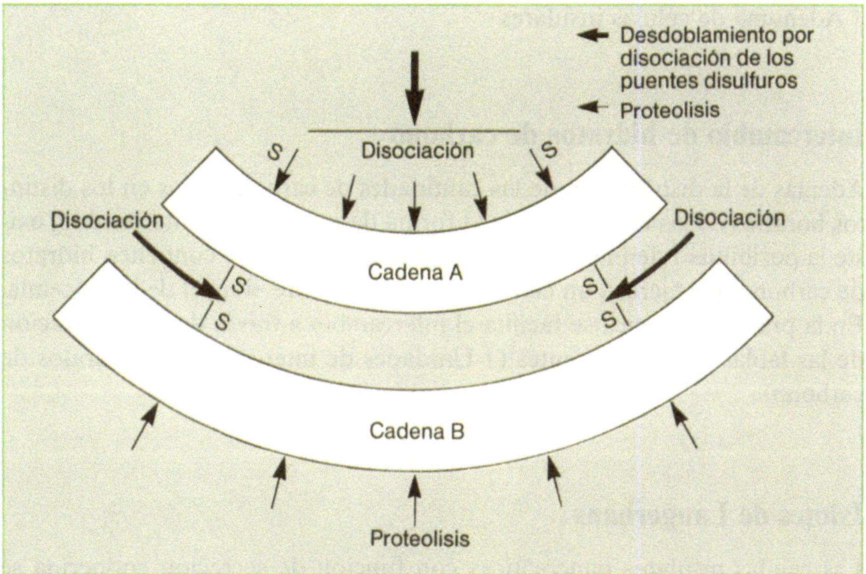

Desdoblamiento de la insulina por la insulinasa

Insulinitis

Inflamación con infiltrado linfocitario del aparato celular de los islotes de Langerhans, que documenta histológicamente la correlación de una infección viral anterior como factor desencadenante de una ↑ diabetes de tipo I. Se han encontrado casos de insulinitis linfocitaria en diabéticos juveniles fallecidos poco tiempo después de la manifestación de su enfermedad. Este hallazgo histológico arroja una cierta luz sobre las posibles causas de una carencia de insulina, como consecuencia de una infección viral (por ejemplo, por virus Coxsackie).

Insulinoma

↑ Adenoma de células insulares

Intercambio de hidratos de carbono

Además de la distribución de las cantidades de carbohidratos en los distintos horarios de las comidas, bajo la forma de unidades de intercambio, existe la posibilidad de intercambiar entre sí alimentos que contienen hidratos de carbono que ejercen un efecto comparable sobre el nivel de la glucemia. En la práctica dietética se facilita el intercambio a través de la preparación de las tablas correspondientes (↑ Unidades de intercambio de hidratos de carbono).

Islotes de Langerhans

Las células insulares pancreáticas con función de secreción endocrina se designan con el nombre de su descubridor. Hasta ahora se han diferenciado tres tipos celulares funcionalmente distintos:

Células alfa - Síntesis de glucagón
Células beta - Síntesis de insulina
Células D - Síntesis de somatostatina

Las células A (o «alfa»), B (o «beta») y las células D tienen interacciones entre sí.

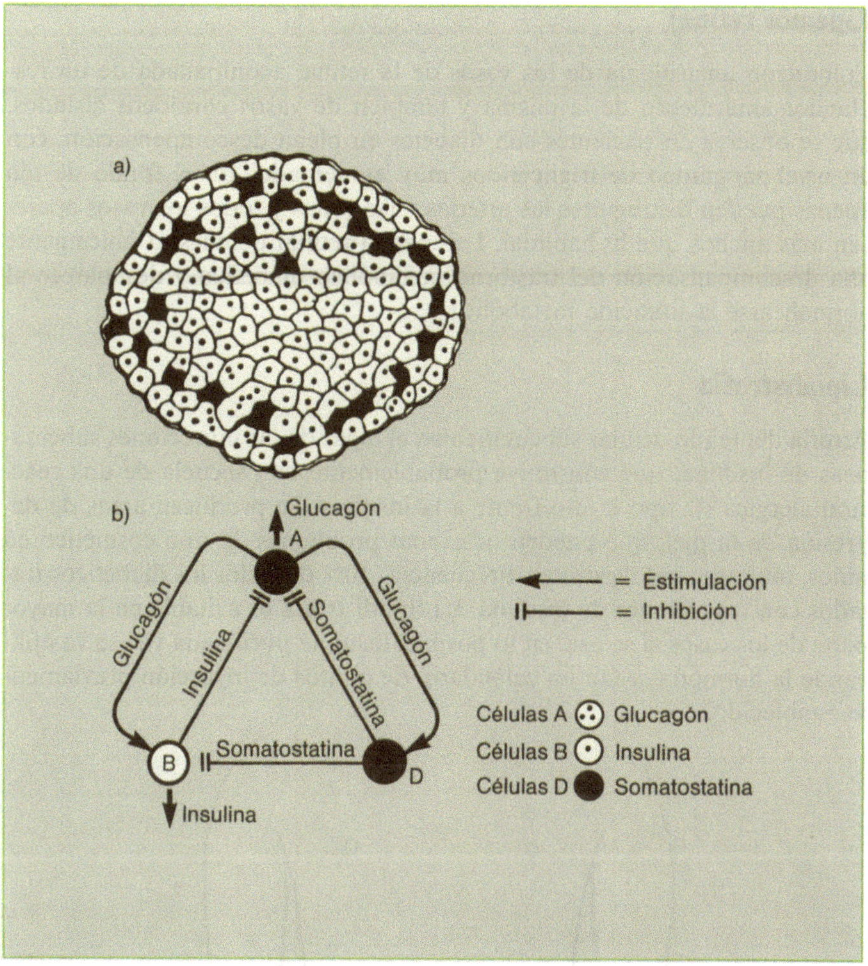

Posibles interacciones entre las células A, B y D de los islotes de Langerhans
a) Relaciones topográficas de los distintos tipos celulares
b) Influencia «paracrina» mediante productos de secreción (según Unger)

Julio

Nueva unidad de uso internacional para medir las magnitudes de energía y calor, que lleva el nombre del famoso físico inglés. 1 Julio = 0,23892 calorías. La caloría, que era la unidad usada hasta ahora, debe reemplazarse paulatinamente por el Julio, aplicando un factor de conversión igual a 4,1855 (1 caloría = 4,1855 Julios, equivalente mecánico del calor).

Lipemia retinal

Coloración amarillenta de los vasos de la retina, acompañada de un resplandor amarillento de la misma y también de vasos coroideos aislados, que se observa en pacientes con diabetes en plena descompensación, con un nivel sanguíneo de triglicéridos muy aumentado. En el fondo de ojo apenas pueden distinguirse las arterias y las venas y todos los vasos aparecen más anchos que lo habitual. La lipemia retinal demuestra únicamente una descompensación del trastorno metabólico diabético y desaparece al normalizarse la situación metabólica.

Lipodistrofia

Atrofia del tejido celular subcutáneo en el lugar de las inyecciones subcutáneas de insulina, que constituye probablemente una secuela de una reacción alérgica de tipo tardío frente a la insulina. Se producen áreas de depresión de la piel, que pueden ocasionar problemas de tipo cosmético en niños, mujeres y adolescentes. Frecuencia: 10% de todos los diabéticos tratados con inyecciones de insulina. La lipodistrofia es evitable en la mayor parte de los casos si se usa, en lo posible, insulina purificada y si se va aplicando la hormona según un calendario de puntos de inyección previamente establecido.

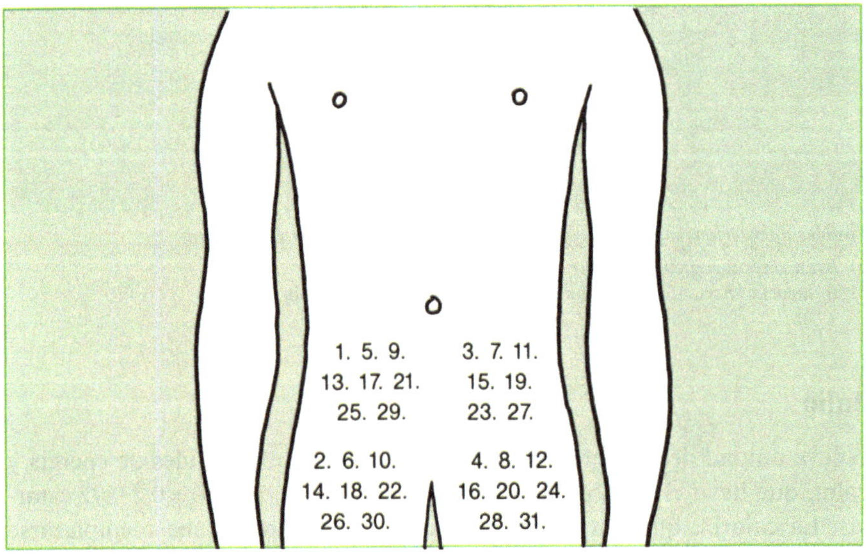

Puntos de inyección de insulina según calendario. Principio de rotación. Las cifras corresponden a los días de un mes.

Lipolisis

Desdoblamiento y movilización de los depósitos de grasas del organismo, que es el proceso bioquímico esencial de toda reducción del peso corporal (junto a la eliminación obligada del exceso de volumen extracelular). La lipolisis es inducida por factores antagonistas de la insulina, como el glucagón, la adrenalina, la somatotropina y la tiroxina. El proceso se correlaciona con la deficiencia de insulina (el paciente con DMID, que es delgado, ha dejado tras de sí una intensa lipolisis) y puede detenerse mediante el aporte de insulina. La insulina es la única hormona que puede bloquear ampliamente la lipolisis (Obesidad por hiperinsulinismo, «cura de engorde con insulina», en diabetes mal tratada con insulina).

Lipoproteinemia

Aparación normal de complejos proteicos transportadores de lípidos, que pueden pertenecer a las siguientes fracciones: VLDL («very low density lipoproteins» = lipoproteínas de muy baja densidad); LDL («low density lipoproteins» = lipoproteínas de baja densidad) y HDL («high density lipoproteins» = lipoproteínas de alta densidad). Junto a ellas, en relación de la ingestión de alimentos, aparecen en la sangre abundantes ↑ quilomicrones, que normalmente no se observan en ayunas. Cuando el nivel de lipoproteínas sobrepasa cierto límite se habla de ↑ hiperlipoproteinemia. La hiperlipoproteinemia es la regla en la diabetes mellitus mal compensada. Uno de los indicadores de calidad de una la compensación óptima de la diabetes es la normalización del metabolismo de los lípidos (Normolipoproteinemia).

Macroangiopatía diabética

Ateroesclerosis acelerada de los vasos arteriales que se observa en asociación a la diabetes. Ello compromete sobre todo los vasos coronarios (coronarioesclerosis con peligro de infarto), los vasos renales (hipertensión arterioloesclerótica con insuficiencia renal), los vasos periféricos de las extremidades (enfermedad oclusiva arterial de los niembros) y los vasos cerebrales (insuficiencia vascular cerebral e infarto isquémico cerebral). Al aumentar la duración de la diabetes se incrementa la frecuencia de las afecciones vasculares con consecuencias letales y el riesgo cardiovascular es máximo.

El desarrollo histológico de la macroangiopatía diabética corresponde a la concepción actual de la progresión lesional de la ateroesclerosis: después del engrosamiento de la íntima vascular por migración de fibrocélulas musculares lisas, se forman bandas grasas por depósitos de lípidos, que en su evolución ulterior se esclerosan debido a la proliferación creciente de las fibrocélulas musculares lisas. La esclerosis se intensifica por la generación de colágeno y el tejido es invadido por fibras elásticas, mucopolisacáridos y depósitos de lípidos. Se forman así las placas fibrosas. Se va produciendo una acumulación de lípidos y material celular necrótico en la vecindad de la túnica elástica interna. Las fibrocélulas musculares lisas cubren, mediante su proliferación, los defectos producidos con intensa acumulación de lípidos y formación de colágeno. Sobre ellas se produce el crecimiento de nuevas células endoteliales. De esta manera se origina progresivamente la estenosis del lumen con la sintomatología clínica consiguiente.

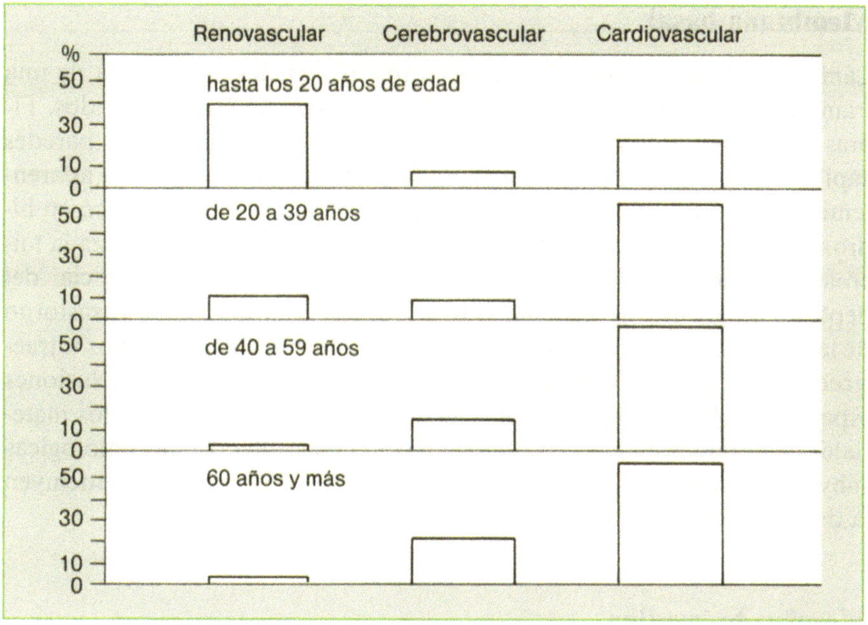

Macrosomia (Hipertrofia fetal)

† Complicaciones del embarazo

Melituria

Eliminación de azúcar por la orina. En la diabetes, es consecuencia de la hiperglucemia; ocasionalmente puede tener una causa renal (tubulopatías).

Membrana basal

Lámina limitante en los glomérulos y capilares renales, compuesta de una trama fibrilar y de una sustancia fundamental con mucopolisacáridos. Fibras reticulares o de reticulina rodean, como una tupida red, las paredes capilares y constituyen de esta manera la membrana basal. Se trata aparentemente de un complejo extremadamente insoluble de colágeno rico en hidroxilisina con mucopolisacáridos. En la membrana basal se localiza la microangiopatía diabética y la glomeruloesclerosis, a consecuencia del depósito progresivo de material fibrinoide, con engrosamiento y trastorno de la permeabilidad (proteinuria, exudación, tumefacción). Estudios ultraestructurales con el microscopio electrónico permiten sacar conclusiones específicas sobre el engrosamiento de la membrana basal y sobre los materiales depositados en ella. La diferenciación de las alteraciones patológicas subyacentes se logra mediante métodos especiales de tincción, que incluyen la detección inmunológica.

Mezclas de insulina

Preparaciones de insulina que contienen insulina soluble de acción rápida, combinada en una proporción determinada con una insulina de acción intermedia o retardada. Con estas mezclas se intenta modificar el efecto inicial lento de las insulinas de acción prolongada, para lograr una comienzo de acción más rápido, capaz de contrarrestar el ascenso brusco de la glucemia que se produce después de la primera comida del día. Representantes típicos de mezclas de insulina son: Comb-Insulin, la insulina «Initard» y la insulina «Monotard» (↑ Insulina combinada).

Microaneurisma

Lesión vascular característica de la retinopatía diabética. Los microaneurismas se desarrollan en los tramos capilares rectilíneos, de preferencia, a nivel de la rama venosa del asa capilar. Histológicamente se caracterizan por tumefacción de las células endoteliales, engrosamiento de la membrana basal por depósito de mucopolisacáridos, fosfolípidos, ésteres de colesterol y grasas neutras. Las dilataciones en forma de sacos se hacen manifiestas por la acción de la presión intravasal aumentada a nivel de las inflexiones del trayecto de los capilares. Las alteraciones estructurales de los capilares afectados parecen ser importantes (pérdida de los pericitos). El endotelio capilar permanece intacto. Se piensa que los microaneurismas son la expresión de una proliferación capilar inicial. El tratamiento de elección de los microaneurismas es la ↑ fotocoagulación por Láser, que permite evitar, en un estado precoz, el peligro de hemorragia retinal.

Microangiopatía diabética

Complicación tardía de la diabetes que compromete prácticamente todos los tejidos. La microangiopatía diabética se caracteriza por un trastorno de la perfusión de los lechos capilares y origina enfermedades clínicamente relevantes como el ↑ síndrome de Kimmelstiel-Wilson, la ↑ nefropatía diabética y la gangrena cutánea diabética. Aparece también en los marcos de la neuropatía diabética y de la cardiopatía coronaria (miocardiopatía coronaria). Junto al compromiso renal, la participación de la retina (↑ Retinopatía diabética) es la forma clínica más importante de la afección vascular en diabetes, que ha llegado a ser la causa más importante de ceguera antes de los 60 años de vida. Debido a la disminución del riesgo de muerte por complicaciones precoces de la diabetes (coma o infección), la microangiopatía es, aparentemente, una complicatión tardía obligatoria, cuyo momento de manifestarse y su progresión pueden, no obstante, influirse considerablemente a través de un buen manejo del trastorno metabólico.

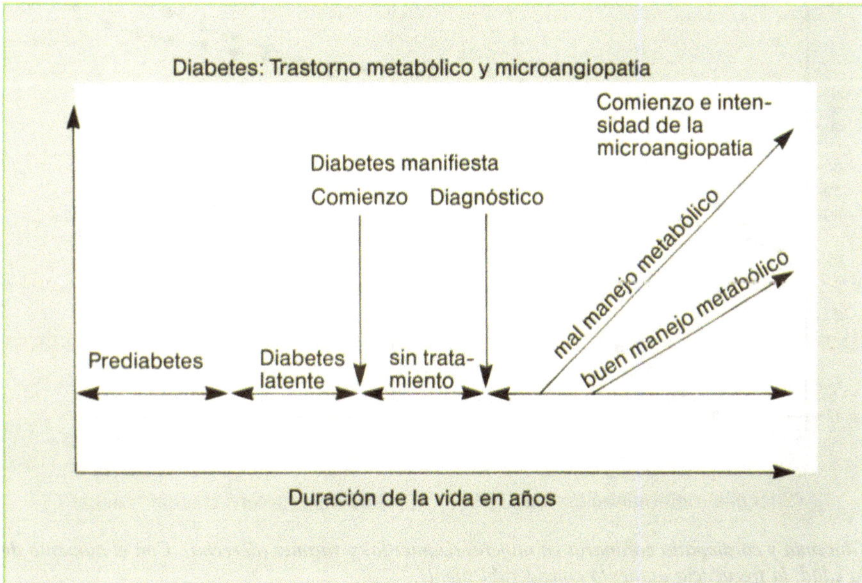

Miocardiopatía diabetica

Enfermedad cardíaca que se va desarrollando a lo largo de la evolución de una diabetes mellitus, independientemente de su etiología, y que se caracteriza por los siguientes hallazgos:

1. Arterioesclerosis de los grandes y pequeños vasos coronarios.
2. Defectos estructurales de las células del músculo cardíaco.
3. Polineuropatía de las fibras nerviosas autónomas que participan en la regulación de la función del corazón y en la percepción dolorosa (↑ infarto cardíaco silente).

De importancia clínica son la arterioesclerosis coronaria con angina de pecho progresiva; la insuficiencia cardíaca miogénica debida a una degeneración progresiva de las células miocárdicas (↑ alteración de la estructura de la miosina), y los trastornos de la regulación autónoma del corazón diabético (frecuencia cardíaca de reposo aumentada, intensificación de la taquicardia de esfuerzo, alteración de la contrarregulación vagal).

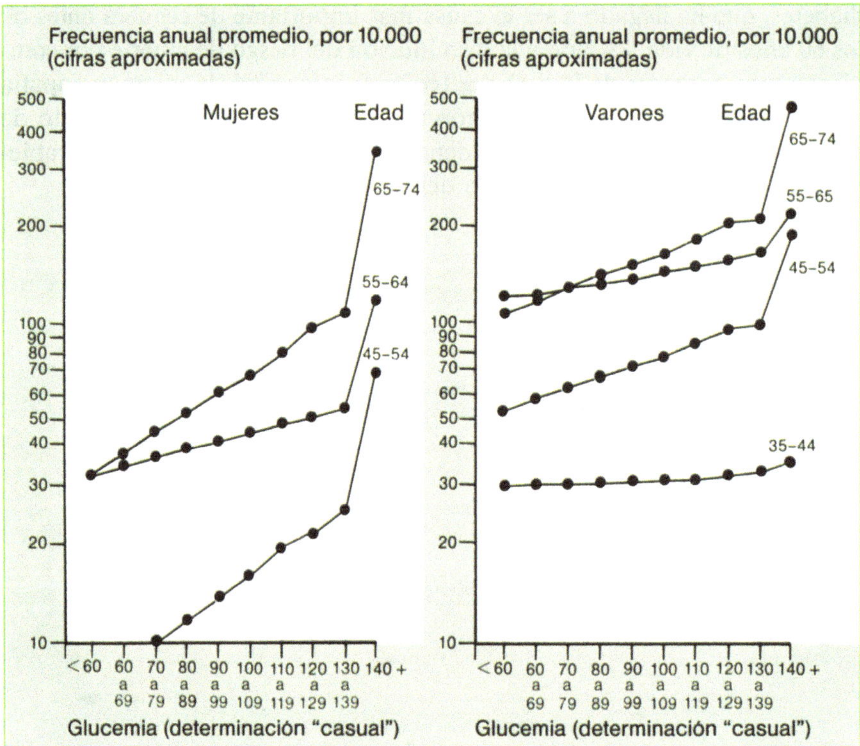

Glucemia y cardiopatía coronaria en mujeres (izquierda) y varones (derecha). Con el aumento de la edad, la frecuencia aumenta considerablemente.

Necrobiosis lipoídica

Dermatosis relacionada con la diabetes, que aparece especialmente en mujeres, afectando la cara de extensión de las piernas, evolucionando con pápulas de color rojo-parduzco, rodeadas de un halo pálido, que crecen hasta constituir una placa esclerodermiforme de color porcelana. Esta se atrofia luego desde el centro a la periferia, adquiriendo un color amarillento a pardo. La causa de esta enfermedad de la piel no se conoce. Los corticoides locales han demostrado su efectividad en el tratamiento de la necrobiosis lipoídica (↑ Bullosis diabeticorum).

Nefropatía diabética

Cuadro clínico del riñón diabético, combinación de alteraciones de origen vascular y lesion inflamatoria del órgano. Según el momento, puede predominar un componente o el otro. La disminución de la perfusión sanguínea a consecuencia de la afectación vascular, favorece claramente el desarrollo de infecciones.

A la nefropatía diabética pertenecen:
1. La glomeruloesclerosis (↑ síndrome de Kimmelstiel-Wilson).
2. La arterioloesclerosis diabética de los riñones (idéntica a la forma producida por la hipertensión arterial).
3. La necrosis papilar.
4. La pielonefritis, con evolución ascendente y propagación en el tejido intersticial renal.

El manejo terapéutico debe dirigirse, por una parte, a evitar o retrasar la evolución progresiva del daño vascular mediante la correcta compensación del trastorno metabólico, y por otra, a suprimir las infecciones en forma rápida y efectiva (tratamiento dirigido de acuerdo a la resistencia de los agentes causales).
El procedimiento terapéutico en la insuficiencia renal terminal era antes la hemodiálisis crónica, cuyo inconveniente principal son las complicaciones frecuentes (problemas con la fístula de Cimino, complicaciones hemorrágicas bajo el tratamiento anticoagulante, especialmente si existe una retinopatía proliferativa, etc.). Ultimamente se prefiere el método de la diálisis peritoneal ambulatoria crónica (DPAC), que es técnicamente más simple y que sólo rara vez resulta restringido por complicaciones (peritonitis, infección del túnel del catéter, etc.).

Nefropatía diabética

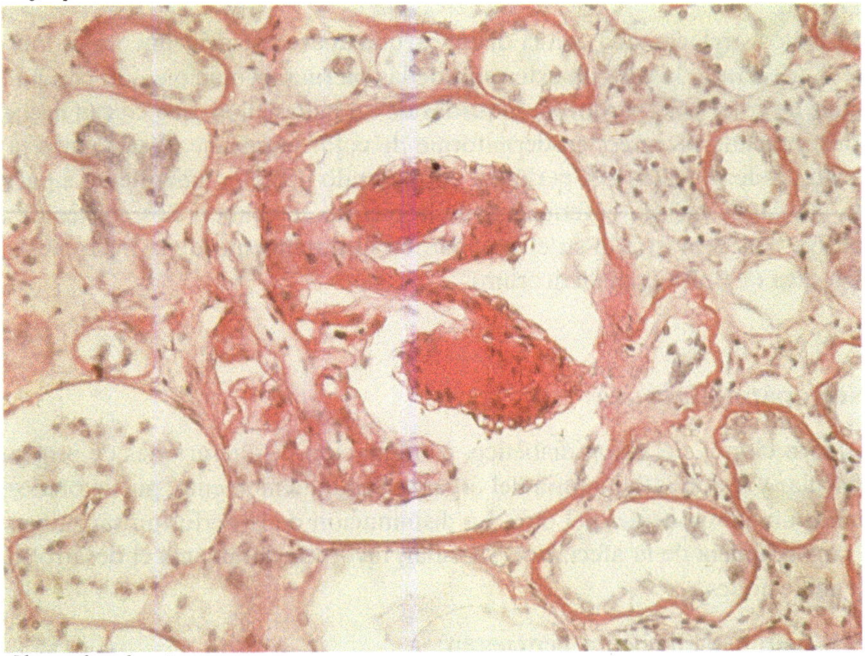

Glomeruloesclerosis

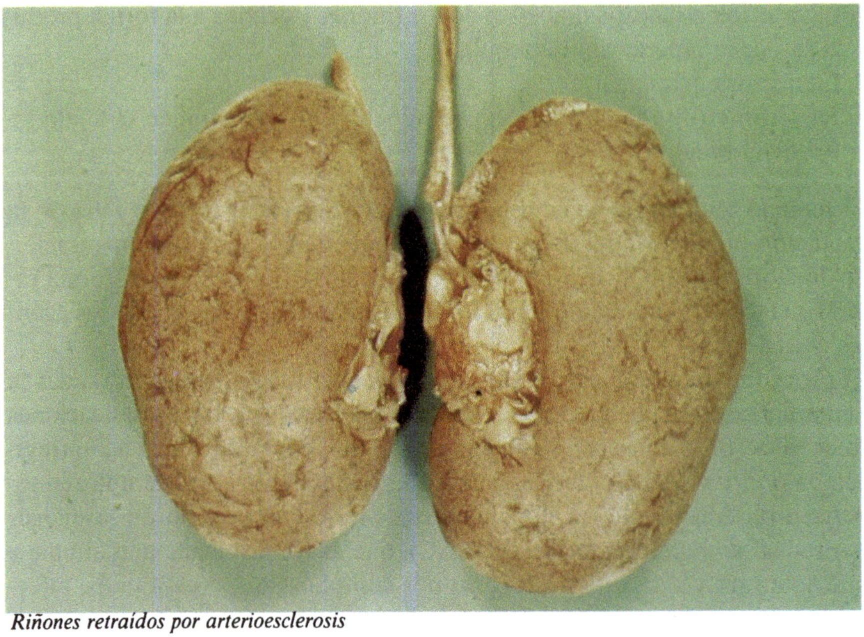

Riñones retraídos por arterioesclerosis

Nefropatía diabética

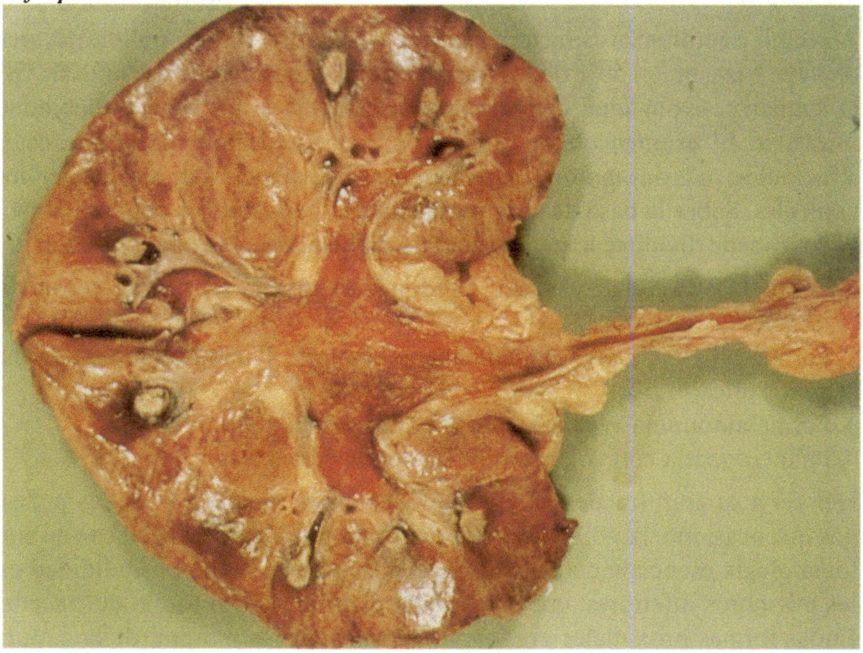

Necrosis papilar

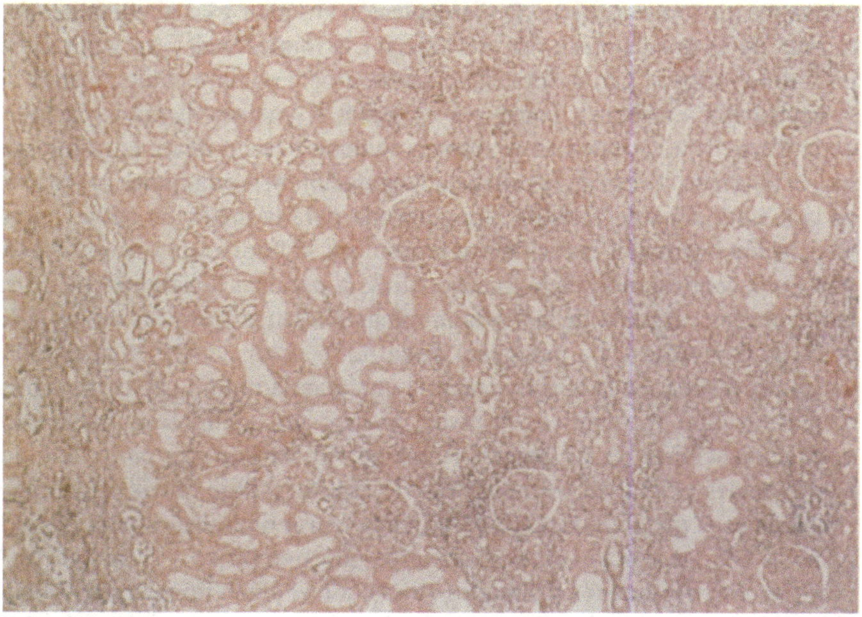

Pielonefritis crónica

Neuropatía diabética

Afección neurológica caracterizada por un cuadro clínico polimorfo, que aparece hasta en un 50% de los pacientes diabéticos. Desde el punto de vista subjetivo, evoluciona con síntomas sensitivos de irritación y debilidad muscular. El examen puede objetivar trastornos de los reflejos, defectos sensoriales, paresias motoras, alteractiones vegetativas y paresias de nervios craneales. Sobre la base de la importancia cualitativa de los defectos objetivados, puede dividirse la polineuropatía diabética en 4 formas (Bischoff):

1. Forma clásica, bilateral distal, predominantemente sensitiva o sensitivomotora.
2. Forma proximal, predominantemente motora, llamada también forma amiotrófica.
3. Forma autónoma vegetativa de la polineuropatía.
4. Polineuropatía con compromiso de nervios craneales.

Debido a su gran frecuencia y a la resistencia al tratamiento de las molestias que ocasiona, la polineuropatía distal ocupa el primer lugar, con su sintomatología esencialmente sensitiva, con trastornos de la sensibilididad en los miembros inferiores, que siguen una distribución en forma de calcetín. En las formas proximales predominan los disturbios motores de la cintura escapular; en las formas autónomas vegetativas de la polineuropatía predominan los trastornos tróficos, la disregulación vascular y las alteraciones distónicas de la musculatura lisa del tracto gastrointestinal y urogenital. En los últimos años se han desarrollado numerosos tests para el diagnóstico de la neuropatía autónoma, como por ejemplo, el análisis de las variaciones de la frecuencia cardíaca en reposo (fenómeno beat-to-beat), la pupilometría, la tonometría vesical, la prueba de regulación hemodinámica ortostática en la mesa inclinable, tests de hipoglucemia para la medición de la contrarregulación hormonal inducida por la insulina, la falometría y el test del sudor. En el cuarto grupo de polineuropatías, la parálisis facial diabética es la más frecuente, seguida de la ↑ oftalmoplejía diabética (parálisis de los músculos óculomotores). La patogenia de la polineuropatía diabética es todavía controvertida. Se la atribuye tanto a una anoxia multifocal, como a problemas de tipo metabólico. A favor de la primera hipótesis hablan las desmielinizaciones de las gruesas fibras nerviosas. Por otra parte, hay daños axonales primarios de las fibras de escaso calibre, cuyo origen más probable es el metabolico. Debido a que la causa de la neuropatía diabética no se conoce exactamente, su tratamiento es empírico y sintomático. A veces se obtienen buenos resultados ya sea con el ácido lipónico («Thioctacid») o bien con vitamina B_{12} en dosis elevadas.

Obesidad

Forma grave de sobrepeso, con un exceso de peso superior al 25% en la ↑ fórmula de Broca, asociada en la mayor parte de los casos a un exceso de insulina, una respuesta aumentada de la insulina a la estimulación por glucosa, una tolerancia a la glucosa disminuida, y más tarde, por una mayor incidencia de diabetes. Desde un punto de vista morfológico, se distingue la forma hiperplásica (aumento de la cantidad de células adiposas), de la forma hipertrófica (aumento del tamaño de las células adiposas individuales). En el ser humano, la forma hipertrófica tiene una importancia especial. Habitualmente se desarrollan sobre la base de una obesidad, trastornos adicionales de la salud, como alteraciones del metabolismo de los lípidos, hiperuricemia, hipertensión arterial, insuficiencia miocárdica y alteraciones degenerativas del esqueleto.

Error dietético casi siempre fácil de diagnosticar macroscópicamente, y que tiene frecuentemente un componente familiar (formas familiares de obesidad).

Objetivos del tratamiento de la diabetes

Medidas destinadas a alcanzar el estado de bienestar físico y psíquico del diabético.

- Macroangiopatías
- Microangiopatías y
- Nefropatías,

a través de la *normalización del metabolismo.*

Oftalmoplejía

Forma especial de la neuropatía diabética con paresia de nervios craneales. Se compromete en este caso el nervio motor ocular común. En la mayor parte de los casos, la parálisis es incompleta y restringe predominantemente la movilidad del globo ocular, sin alterar la reacción pupilar. El pronóstico es casi siempre favorable.

Oligosacáridos

Cadenas de hidratos de carbono de escasa longitud, que contienen como máximo 12 monosacáridos y que pueden desdoblarse en sus sacáridos constituyentes bajo la accíon enzimática de fosforilasas, glucohidrolasas y transglucosidasas. Su importancia para el tratamiento de la diabetes radica en que al fragmentarse rápidamente las cadenas de carbohidratos, se produce una rápida absorción de monosacáridos con efecto sobre la glucemia (hallazgo conocido de la hiperglucemia post-prandial bajo el aporte de una dieta rica en oligosacáridos).

Palatinitol

Nuevo sucedáneo del azúcar, junto a la fructosa, el sorbitol y el xilitol, llamado así por haber sido descubierto en el Palatino (Palatinum). La palatinosa es una mezcla equimolecular de los disacáridos alfa-D-glucopirásido-1,6-manitol y alfa-D-glucopirásido-1,6-sorbitol. El palatinitol es un polvo blanco de sabor dulce, soluble, inodoro y no higroscópico. El enlace glucosídico 1-6 es muy estable y apenas resulta desdoblado por las glucosidasas humanas. A diferencia de la sacarosa, el palatinitol es mucho más estable frente al calor y a la acción de álcalis y ácidos. El punto de licuefacción oscila entre 145 y 150 °C (sacarosa: 169-170 °C; xilitol: 93-94 °C; sorbitol: 97,5 °C; fructosa: 150 °C). El poder edulcorante del palatinitol corresponde a un 45% del de una solución de sacarosa al 10%.

Del desdoblamiento del palatinitol por las alfaglucosidasas resulta un 50% de glucosa, un 25% de sorbitol y un 25% de manitol, que son biotransformados por las vías metabólicas conocidas. Una gran parte del palatinitol llega como tal al intestino grueso, es fermentado por las bacterias y no puede utilizarse en la producción de energía.

La administración oral de palatinitol no produce elevación de la glucemia ni de la insulina sérica en sujetos metabólicamente normales ni en diabéticos. Este hecho explica que el palatinitol sea muy apropiado para la alimentación del diabético. La tolerancia objetiva es buena; en lo subjetivo, sin embargo, se observan efectos colaterales dependientes de la dosis (meteorismo y diarreas).

Páncreas artificial

Sistema de perfusión de insulina y glucagón controlado por la glucosa, que se emplea para la normalización del metabolismo en la diabetes mellitus (terapia del coma diabético, tratamiento perioperatorio de los diabéticos por falta de insulina), cuya aplicación se limita hasta ahora, a los centros de diabetes y clínicas especializadas. Con un gran despliegue técnico pueden reemplazarse las células de los islotes de Langerhans. El páncreas artificial se compone de tres partes: sensor de glucosa, la calculadora (ordenador) y el sistema de bombeo de insulina y glucagón. El sensor de glucosa, que permanece en contacto permanente con la sangre por intermedio de una sonda, emite información glucémica al ordenador, que calcula el requerimiento hormonal y regula, de acuerdo con él, la función del sistema de bombeo. Todos los valores de las mediciones para la monitorización y el registro se expresan en una cinta sin fin. El problema principal de la miniaturización necesaria de esta máquina hormonal es el ↑ sensor de glucosa, que tiende a presentar muchos problemas (empastamiento, trombosis de la sonda). Como meta de la miniaturización del páncreas artificial se considera un tamaño de la parte implantable semejante al de un marcapaso cardíaco. En casos individuales, se practica ya este procedimiento.

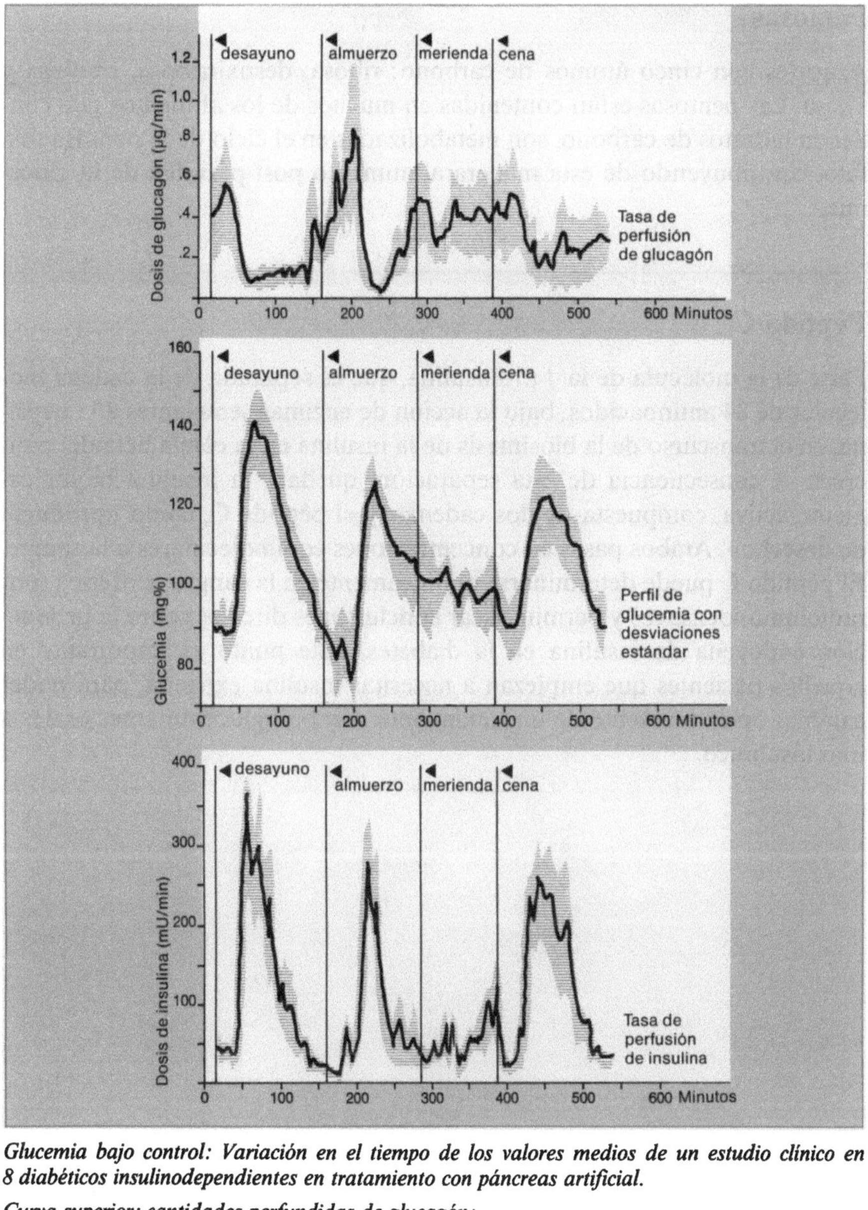

Glucemia bajo control: Variación en el tiempo de los valores medios de un estudio clínico en 8 diabéticos insulinodependientes en tratamiento con páncreas artificial.

Curva superior: cantidades perfundidas de glucagón;
curva media: perfil de glucemia en mg%;
Curva inferior: cantidades perfundidas de insulina.

Mientras las curvas de glucemia e insulina evolucionan en forma sincrónica y paralela, el perfil de la curva de glucagón traza una imagen contraria, en espejo. Modificado según Marliss, E. B., Murray, F. T., Stokes, E. F. et al.: Diabetes 26 (1977).

Pentosas

Azúcares con cinco átomos de carbono: ribosa, desoxirribosa, ribulosa y xilosa. Las pentosas están contenidas en muchos de los alimentos que contienen hidratos de carbono, son metabolizadas en el ciclo de la pentosa fosfato, contribuyendo de esta manera al aumento post-prandial de la glucemia.

Péptido C

Parte de la molécula de la ↑ proinsulina, que es separada de la cadena molecular de 84 aminoácidos, bajo la acción de enzimas semejantes a la pepsina, en el transcurso de la biosíntesis de la insulina en la célula beta del páncreas. A consecuencia de esta separación, quedan: la insulina biológicamente activa, compuesta de dos cadenas, y el péptido C, como «producto de desecho». Ambos pasas en concentraciones equimoleculares a la sangre. El péptido C puede determinarse químicamente en la sangre periférica (por radioinmunoensayo) y permite sacar conclusiones directas sobre la producción endógena de insulina en la diabetes. Este punto es importante en aquellos pacientes que empiezan a necesitar insulina exógena, para poder cambiar oportunamente de un tratamiento con hipogluceminantes orales a uno insulínico.

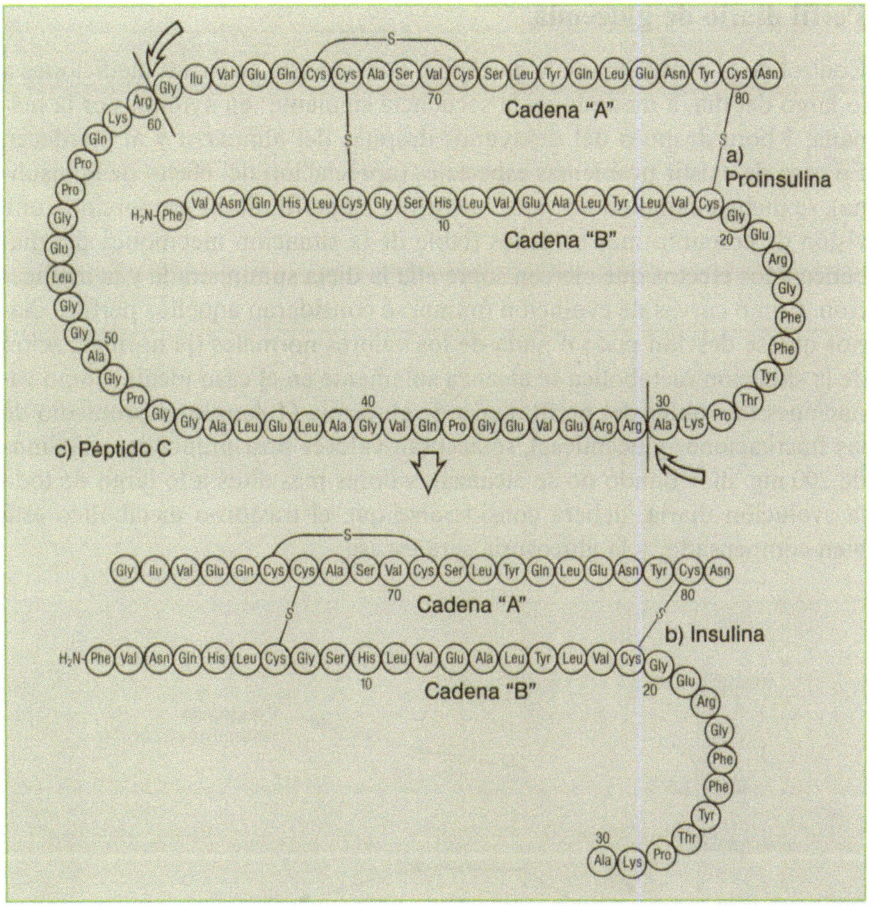

Estructura primaria de la proinulina y la insulina (bovinas). La proinsulina es sintetizada primeramente en forma de una cadena peptídica (a), a partir de la cual se genera la molécula de insulina (b), compuesta de dos cadenas, mediante un proceso de fragmentación proteolítica. La insulina y el péptido C (c) se liberan en cantidades equimoleculares hacia la sangre. (Según Nolan y cols., J. Biol. Chem. 246 (1971) 2780).

Perfil diario de glucemia

Control de la evolución de la glucemia, que consiste en varias mediciones a lo largo del día, a menudo en la secuencia siguiente: en ayunas, por la mañana, 1 hora después del desayuno; después del almuerzo y al atardecer. En caso de existir problemas especiales (apreciación del efecto de la insulina), se incluye también un valor nocturno. El perfil diario proporciona una visión de conjunto más o menos fiable de la situación metabólica del diabético y los efectos que ejercen sobre ella la dieta suministrada y la medicación. Como curvas de evolución óptima se consideran aquellos perfiles diarios que se desvían poco o nada de los valores normales (la normalización de la situación metabólica se alcanza solamente en el caso ideal). Como variaciones tolerables del perfil diario de glucemia (↑ Amplitud promedio de las fluctuaciones glucémicas), se aceptan valores post-prandiales máximos de 200 mg/dl. Cuando no se alcanzan valores más altos a lo largo de toda la evolución diaria, deberá considerarse que el trastorno metabólico está bien compensado, y la glucosuria será escasa.

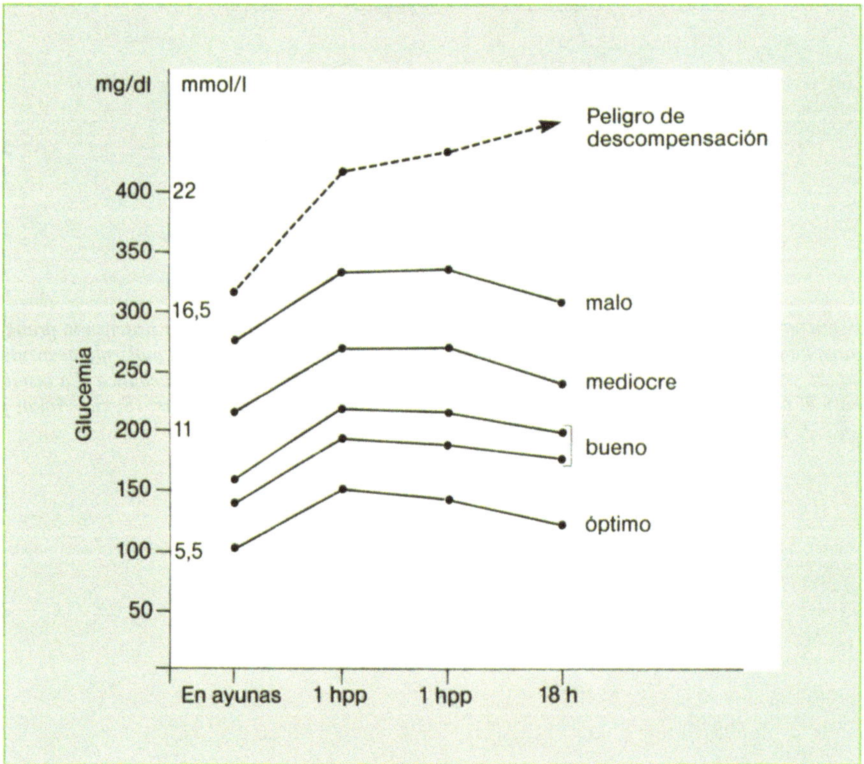

Pie diabético

Conjunto de lesiones que, con relativa frecuencia, aparecen en el pie del paciente con una diabetes de larga duración: trastornos de la coloración de la piel; deformación; atrofia de la piel; reducción del tejido graso subcutáneo y restricción de la calidad del pulso periférico. Desde un punto de vista etiológico, cabe mencionar la angiopatía (ya afecte a los vasos grandes o los de pequeño calibre), la neuropatía, las infecciones (bacterianas y micóticas) y los traumatismos (mecánicos y térmicos, como asimismo las irritaciones químicas). Los trastornos inflamatorios, que adquieren un carácter progresivo especial debido a los disturbios preexistentes de la perfusión sanguínea, causan complicaciones considerables. Por consiguiente, el reconocimiento precoz del pie diabético es esencial para el correcto tratamiento del paciente diabético.

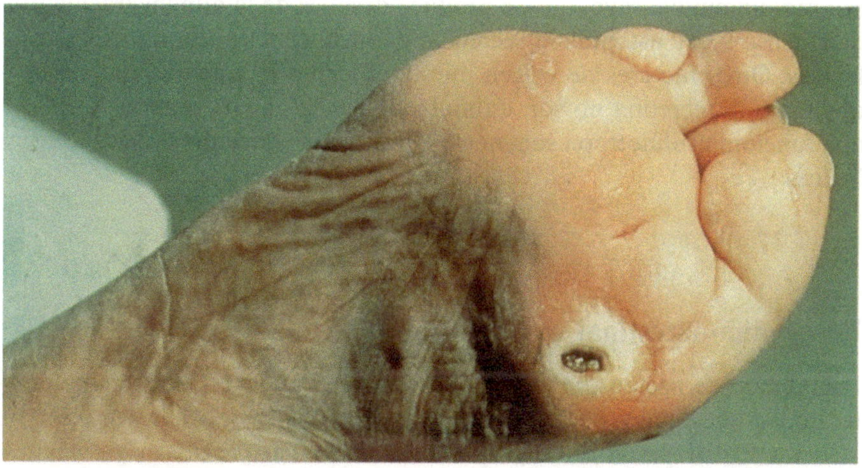

Mal perforante plantar

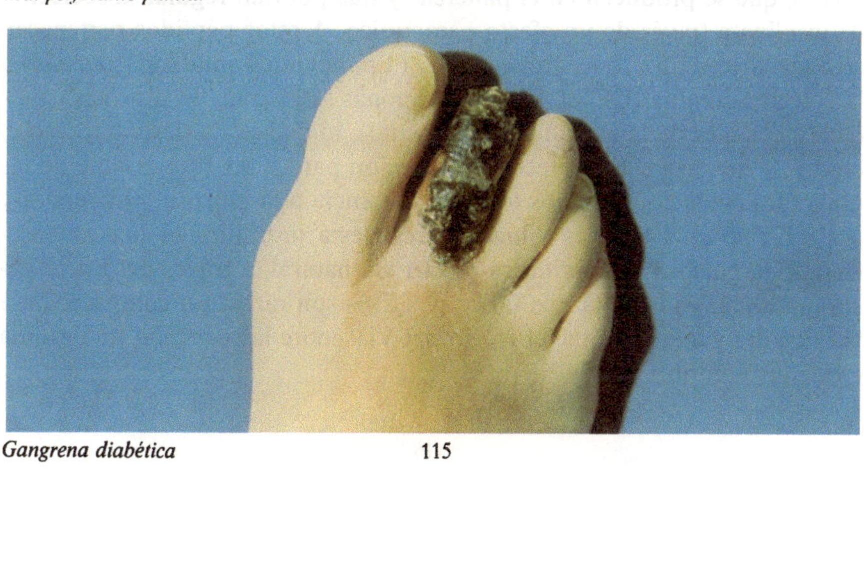

Gangrena diabética

Pioderma diabético

Expresión general que engloba a las dermatosis supurativas en la diabetes mellitus: foliculitis, forúnculo, carbunclo, impétigo. La expansión y propagación de éstas supuraciones de la piel son favorecidas por la debilidad de los mecanismos defensivos del diabético. Con la terapéutica local de estos trastornos, mediante incisión y/o antibióticos, cabe esperar un retardo en su curación y en su cicatrización.

Polipéptido inhibidor gástrico (PIG)

Unica hormona del intestino delgado, conocida y medible de forma fiable por radioinmunoensayo, que se produce después de la administración oral de glucosa y que estimula la secreción de insulina a concentraciones fisiológicas. Otros factores de origen intestinal, como la gastrina, la colecistoquinina y la secretina no son estimuladas por la glucosa enteral y ejercen una función insulinotropa solamente a muy altas concentraciones, no fisiológicas.

Polipéptido intestinal vasoactivo (VIP)

Polipéptido de acción dotado de efectos vasodilatatores, estimulante de la motilidad intestinal y de un ligero efecto estimulante sobre la secreción de insulina. El VIP pertenece al grupo de las hormonas peptídicas gastrointestinales, que se producen en el páncreas y que podrían regular la secreción de insulina a través de un efecto paracrínico. A estos péptidos pertenecen además la secretina, la gastrina, el PIG (↑ polipéptido inhibidor gástrico) y la colecistoquinina (CCK). Dichas hormonas se liberan, en distintas cantidades, después de la ingestión de alimentos, lo que se ha descrito como el efecto de increción. Este efecto de increción parece ser responsable de las diferentes evoluciones de los tests de tolerancia a la glucosa intravenosa y oral (↑ TTOG). Como es sabido, la respuesta insulínica es más intensa- cuando la glucosa se administra por su vía natural, a través del tracto gastrointestinal, y los hallazgos falsos positivos son raros. En comparación a la secretina y a la gastrina, el efecto del VIP sobre la secreción de insulina es menos notorio.

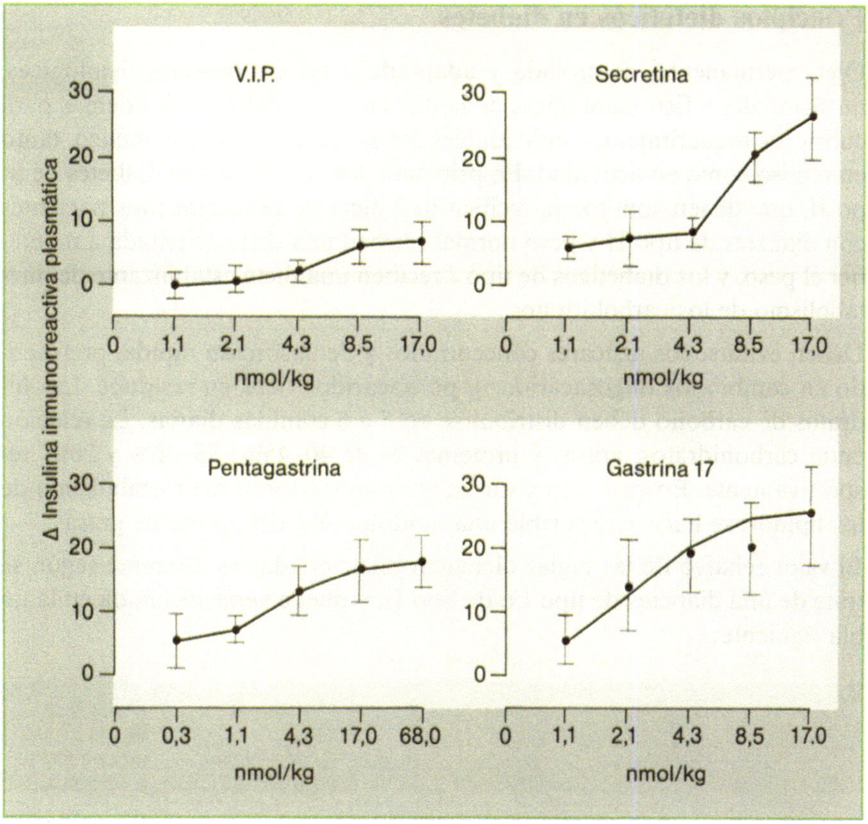

Precipitación de la insulina

↑ Agregación de la insulina

Prediabetes

Etapa de la diabetes clínicamente asintomática, con tolerancia normal a la glucosa, que puede preceder durante años a la manifestación de la diabetes. Una situación prediabética posible parece ser el ↑ hiperinsulinismo en los obesos, en los cuales se aprecian elevaciones extremas de insulina con disminución consecuente de la glucemia, en relación con las comidas. Los únicos síntomas durante la fase prediabética serían, en este caso, las hipoglucemias ocasionales. (↑ Protodiabetes).

Principios dietéticos en diabetes

Dieta permanente, controlada y adaptada a las condiciones fisiológicas, nutricionales y fisiopatológicas de la diabetes, que debe servir además para cubrir los requerimientos individuales del metabolismo del diabético, tanto en reposo como en actividad. En principio, los pacientes con diabetes de tipo II, que tienen sobrepeso, reciben una dieta de reducción; los pacientes con diabetes de tipo II y peso normal reciben una dieta orientada a mantener el peso, y los diabéticos de tipo I reciben una dieta estabilizante del metabolismo de los carbohidratos.

Deben evitarse los azúcares concentrados y de absorción rápida, prefiriendo en cambio los oligosacáridos y polisacáridos ricos en residuos. Los hidratos de carbono deben distribuirse en 5 a 6 comidas diarias. La relación entre carbohidratos, grasas y proteínas es de 40-45%; 35-40% y 20%, respectivamente. En caso de existir además un trastorno del metabolismo de los lípidos, se hace aconsejable una modificación del aporte de grasas.

El valor relativo de las reglas dietéticas mencionadas es diferente según se trate de una diabetes de tipo I o de tipo II, y puede verse resumida en la tabla siguiente:

	Diabetes de tipo I (generalmente peso normal	Diabetes de tipo II (generalmente sobrepeso)
Distribución de los carbohidratos, en lo posible, en muchas comidas	++	(+)
Restricción calórica	–	++
Horas de comida constantes	++	–
Modificación del aporte de grasas	–	+

– = sin importancia, + = poco importante, + + = muy importante

Proinsulina

Estructura hormonal predecesora de la insulina, compuesta de una cadena que contiene 81 aminoácidos. Mediante la separación del ↑ péptido C, se origina la insulina activa, que se compone de 51 aminoácidos y que se compone ahora de dos cadenas.

Prostaglandinas

Acidos liposolubles compuestos de 20 átomos de carbono que ejercen una acción similar a las hormonas (hormonas locales). Las prostaglandinas son responsables de numerosos procesos metabólicos intermediarios y, ante todo, del desarrollo de las reacciones inflamatorias. Un producto derivado de las prostaglandinas es el tromboxano, procedente de los trombocitos, que se libera en cantidades excesivas en la diabetes, lo que explica el aumento de la agregación plaquetaria en esa enfermedad, con el consiguiente mayor riesgo tromboembólico y de ateroesclerosis.

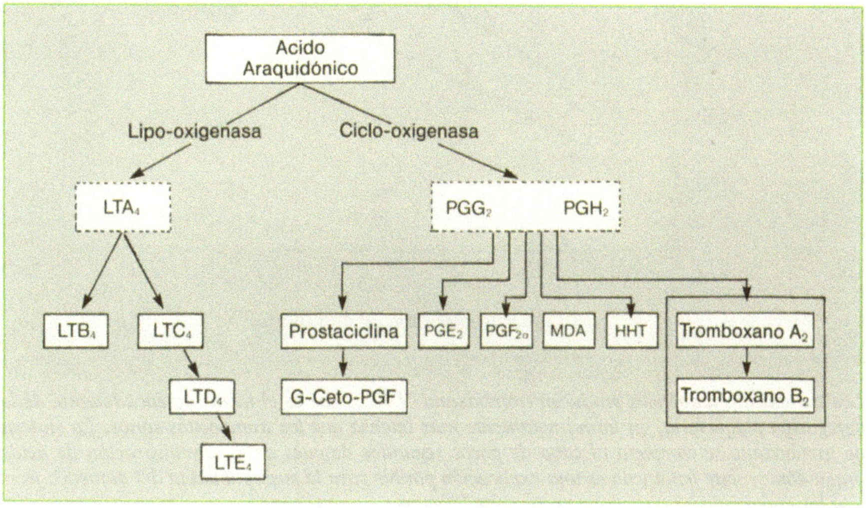

Prostaglandinas

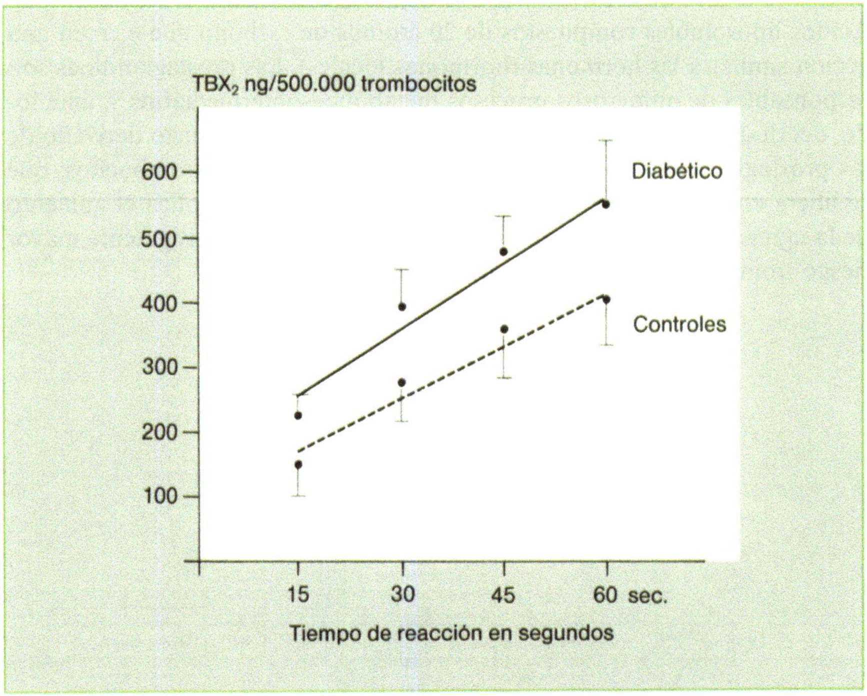

Los trombocitos diabéticos producen tromboxano (TBX$_2$), que es el factor desencadenante de la agregación plaquetaria, en forma netamente más intensa que los trombocitos sanos. La síntesis de tromboxano se completa al cabo de pocos segundos después de la administración de ácido araquidónico: este fenómeno es una explicación posible para la susceptibilidad del diabético frente a las enfermedades vasculares y sus complicaciones trombóticas.

Proteinuria de esfuerzo

Eliminación urinaria de proteina después del esfuerzo físico, más frecuente en los diabéticos juveniles que en los sujetos sanos. Se produce un aumento significativo de la permeabilidad de los glomérulos renales a las proteínas. El aumento de la presión de filtracíon - que ocurre durante el esfuerzo físico - conduce posiblemente a un aumento de la permeabilidad y pone en evidencia defectos de la textura de fibras y mucopolisacáridos de la membrana basal de los glomérulos, como los que pueden demostrarse en diabéticos por falta de insulina, antes de la manifestación clínica de la glomeruloesclerosis.

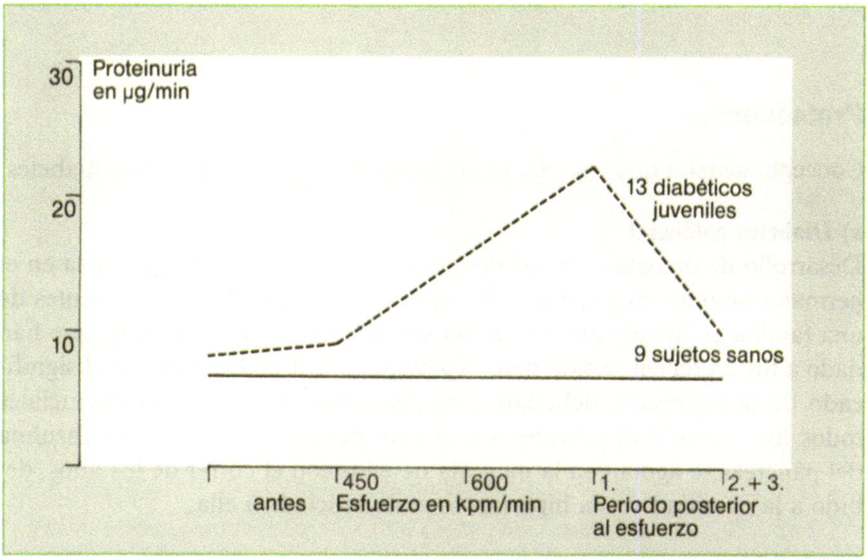

Pérdida urinaria de proteína en sujetos sanos y en diabéticos juveniles, antes y después del esfuerzo físico. El diabético reacciona con una proteinuria 3 veces más alta. Mogensen, C. E. y Vittinghus, E.: Scand. J. Clin. Lab. Invest., 35, 295 (1975)

Protocolo nutricional

Registro completo de los hábitos individuales de alimentación, cualitativos y cuantitativos, que el propio paciente registra durante un cierto tiempo, con el fin de ponerlo a disposición del especialista en alimentación o dietista, quien efectúa la estimación del consumo calórico del paciente, pudiendo evidenciar los errores dietéticos existentes. El valor informativo de un protocolo de alimentación depende esencialmente de la responsabilidad con que lo hace el paciente, como también de su capacidad para estimar las unidades de medida culinarias, las cantidades y el peso de alimentos y bebidas. La experiencia indica que estos registros se hacen cada vez más fiables con el tiempo.

Protodiabetes

Concepto general que engloba todas las etapas predecesoras de la diabetes.

a) Diabetes potencial
Desarrollo de diabetes a pesar de una tolerancia normal a la glucosa en el hermano sano de un gemelo univitelino diabético; en los descendientes de una familia en la cual ambos padres son diabéticos, y en mujeres que han dado a luz un recién nacido macrosómico (big baby). De acuerdo al significado de la expresión, deberían considerarse como diabéticos potenciales todos los sujetos con sobrepeso excesivo, porque las reservas de insulina del páncreas se agotan en la mayoría de ellos con el correr de los años, debido a la obesidad y a la hiperinsulinemia asociada a ella.

b) Prediabetes
Fase asintomática que transcurre hasta la aparición de una diabetes (diagnóstico retrospectivo).

c) Diabetes latente
Pacientes con tolerancia patológica a la glucosa durante el curso del embarazo, en el curso de infecciones, en circunstancias de stress y con sobrepeso.

d) Diabetes subclínica y asintomática
Pacientes con tolerancia a la glucosa definitivamente patológica y valores de glucemia en ayunas y postprandiales que aún no están netamente aumentados (diabetes subclínica «química»).

Pseudodiabetes

Expresión que denomina toda tolerancia patológica a la glucosa con secreción de insulina todavía normal, demostrable por la detección de un ascenso rápido de la insulina en el test de tolerancia a la glucosa endovenosa (Karam).

Pseudoperitonitis diabética

Complicación clínicamente rara del coma diabético caracterizada por dolor abdominal difuso, vómitos intensos e intranquilidad motora. En casos aislados puede ser muy difícil descartar clínicamente una inflamación intraabdominal verdadera (perforación de víscera hueca, apendicitis). En algunos casos se decide practicar una intervención quirúrgica aún en conocimiento del diagnóstico de coma diabético. Si se decide la no intervención quirúrgica, adoptando una actitud expectante, se observa la mejoría de la pseudoperitonitis diabética al corregirse la situación metabólica. Como causa del cuadro clínico se sospechan estados de hipermotilidad gastrointestinal que pueden llegar a la producción de espasmos en segmentos intestinales aislados, asociados con rigidez muscular refleja de la pared abdominal.

Quilomicrones

Partículas lipoproteicas que se forman en las células epiteliales de la mucosa del intestino delgado proximal y que sirven para el transporte de los triglicéridos. Los quilomicrones se componen casi exclusivamente de triglicéridos y llegan a la sangre después de pasar por las vías linfáticas (conducto torácico). En la sangre tienen una vida media fugaz, que dura sólo unos minutos. Bajo la acción de la enzima lipoproteín-lipasa, los quilomicrones son desdoblados en los así llamados «remnants» («vestigios»). En la electroforesis de las lipoproteínas, los quilomicrones permanecen en la mancha inicial.

Reacción de Amadori

(Hemoglobina glucosilada, Hb A_1, Hb A_{1a-c})

↑ Hemoglobina glucosilada

Reacción de Legal

Método de determinación de los cuerpos cetónicos acetona y ácido acetoacético, que forman un complejo de color violeta con el nitroprusiato de sodio en medio alcalino. Este principio químico se aplica también para los tests de tiras reactivas. El ácido beta-hidroxibutírico, por el contrario, no es detectado por la reacción de Legal. Algunos laxantes pueden causar una disminución de la efectividad de este método.

Reacción insulínica

Aumento del nivel sanguíneo de insulina tras el estímulo de la glucosa en sujetos sanos. En la diabetes no insulinodependiente, la liberación de la hormona está retardada o es poco marcada. La respuesta de insulina puede reforzarse claramente mediante la administración de ↑ derivados de la sulfonilurea. La intensidad de este efecto varía según la sustancia usada y la dosis aplicada. La terapia antidiabética oral se basa en este efecto.

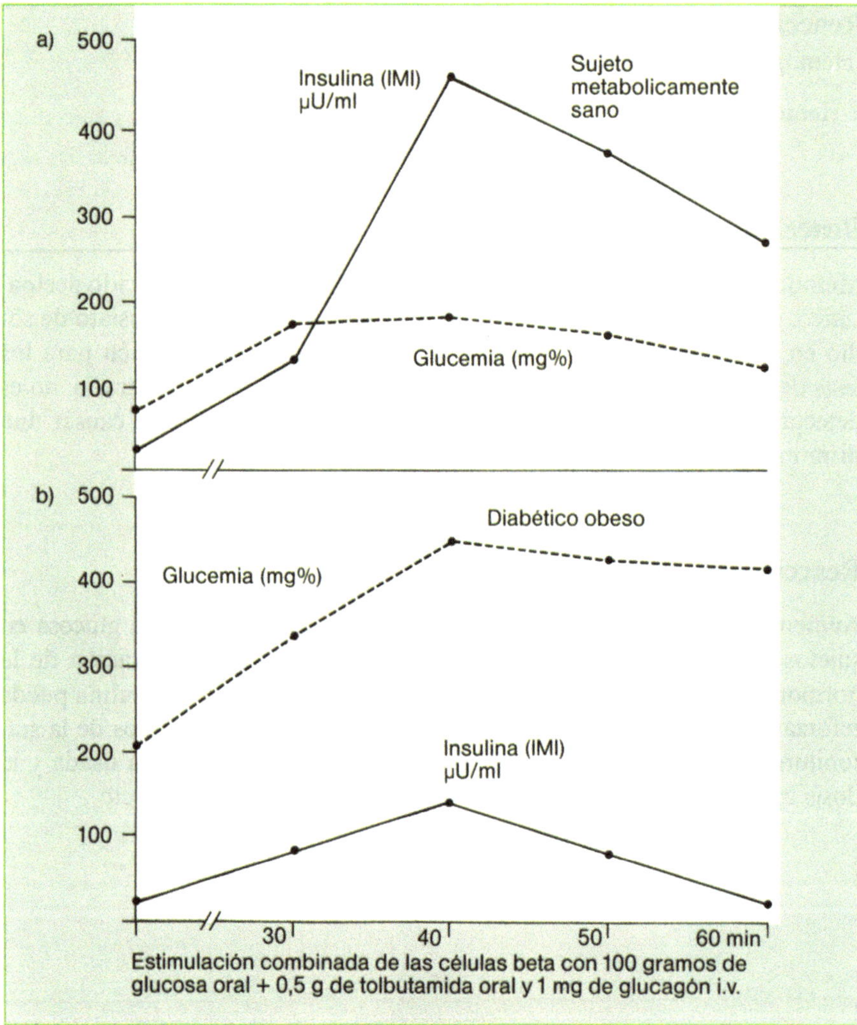

Evolución de las concentraciones sanguíneas de glucosa e insulina en un sujeto metabólicamente sano después de una estimulación combinada de las células beta (a). En forma rápida y dinámica se liberan grandes cantidades de insulina. La curva de glucemia permanece plana. En diabéticos obesos (b), por el contrario, se libera mucho menos insulina. La curva de glucemia se desvía claramente hacia arriba.

Receptores de insulina

Estructuras específicas, cuya existencia se postula en la membrana celular, y que condicionan el efecto de la insulina sobre la célula, funcionando según el principio de analogía a una «cerradura» frente a la insulina, que actúa como la «llave» de dicha cerradura. Investigaciones más profundas han demostrado que el receptor de insulina es una glucoproteína altamente diferenciada, capaz de unirse a la insulina con gran especificidad y afinidad. Los receptores de insulina existen en cantidad limitada en la membrana celular. No son estructuras estáticas, sino que cambian su afinidad por la insulina de acuerdo a su grado de saturación: los niveles decrecientes de insulina aumentan su afinidad, mientras que los niveles elevados disminuyen el número de receptores. Mediante una ↑ dieta de reducción correctamente seguida, puede aumentarse tanto el número como la afinidad de los receptores insulínicos. Fuera de esto, algunos derivados de la sulfonilurea parecen tener la capacidad de modificar el comportamiento de los receptores.

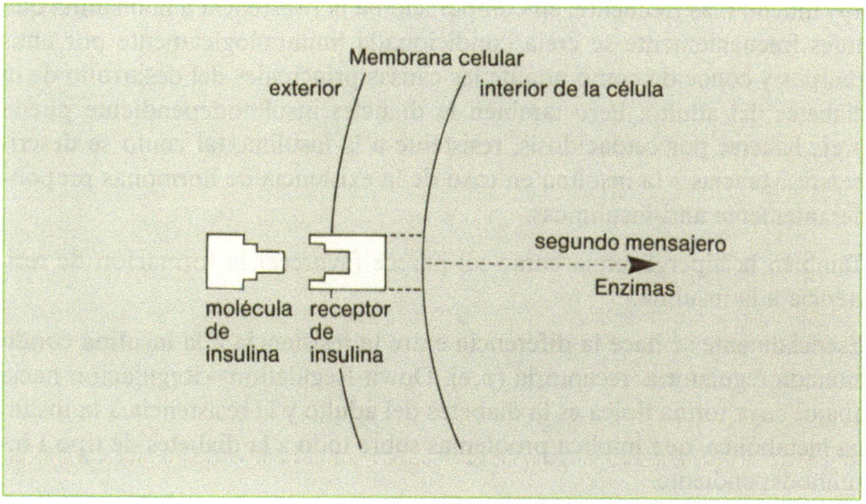

Reservas de insulina

Expresión clínica que designa la posibilidad de producir insulina a largo plazo. Este vocablo se basa en la concepción de que las células insulares van perdiendo su capacidad de producción hormonal a lo largo de la vida, especialmente cuando son sometidas a una estimulación masiva de producción de insulina. En pacientes tratados con derivados de la sulfonilurea debe considerarse, desde el inicio, que las reservas funcionales de insulina están disminuidas. Por lo tanto, en el tratamiento de esta forma de diabetes, se trata de proteger las reservas de insulina del paciente a través de una dieta pobre en hidratos de carbono y de una dosis lo más baja posible de antidiabéticos orales.

Resistencia a la insulina

Efecto de la insulina disminuido en situaciones metabólicas características, hoy mucho más frecuente, en comparación a la resistencia a la insulina que antes frecuentemente se creía condicionada inmunológicamente por anticuerpos y conocida como una de las causas principales del desarrollo de la diabetes del adulto. Pero también la diabetes insulinodependiente puede p.ej., hacerse por cetoacidosis, resistente a la insulina, tal como se describen resistencias a la insulina en caso de la existencia de hormonas preponderantemente anti-insulínicas.

También la hiperglicemia como tal parece favorecer la formación de resistencia a la insulina.

Esencialmente se hace la diferencia entre la resistencia a la insulina condicionada regulatoria/receptoria (p.ej. Down-Regulation = Regulación hacia abajo) cuya forma típica es la diabetes del adulto y la resistencia a la insulina metabólica, que implica problemas sobre todo a la diabetes de tipo I insulinodependiente.

Causas de la resistencia a la insulina

1. Reguladores/Receptores
   Sobrealimentación - Obesidad (con efecto a largo plazo)
   Hiperglicemia
   Hiperinsulinemia
   Hiperosmolaridad
   Hiperlipoproteinemia

2. Metabólicas /con efecto a corto plazo)
   Inmobilización
   Infecciones
   Cetoacidosis
   Hormonas anti-insulínicas
   Embarazo

Respiración acidótica de Kussmaul

Forma de respiración alterada que se designa con el nombre de su descubridor (respiración lenta, con movimientos respiratorios anormalmente profundos) que aparece en el coma acidótico grave. El organismo intenta compensar el exceso de valencias ácidas acumuladas, mediante una mayor eliminación respiratoria de CO_2. La respiración acidótica de Kussmaul es un síntoma típico de la ↑ cetoacidosis.

Respuesta anormal de insulina

Respuesta de insulina intensamente retardada o nula ante el estímulo de la glucosa, en la diabetes de tipo II. Las células de los islotes de Langerhans pierden su capacidad de liberar rápidamente insulina después del aporte de glucosa, lo que conduce a la hiperglucemia. A este fenómeno de respuesta anormal de insulina corresponde el principio de la aplicación terapéutica de los derivados de la sulfonilurea, que pueden reactivar el mecanismo de respuesta a la insulina a través de su efecto directo sobre las células beta. El fenómeno de la respuesta anormal a la insulina confirma que sólo la liberación y no la síntesis de insulina está alterada.

Respuesta de insulina

↑ Reacción insulínica

Retinopatía diabética

↑ Microangiopatía de la retina, peligrosa a largo plazo, que evoluciona con una gran cantidad de complicaciones (hemorragias, enturbiamiento y proliferaciones del cuerpo vítreo) y que sin tratamiento conduce a la ceguera. Se distinguen las formas no proliferativa y las proliferativas, de las cuales la primera es la fase inicial. Se observan primeramente (a menudo evidenciables preferentemente con angiografía por fluoresceína) una intensificación del dibujo capilar de la retina, que deja islas avasculares aisladas, ↑ microaneurismas, edema retinal ligero y extravasaciones del colorante. En el transcurso de la evolución se producen hemorragias en forma de llama o de aspecto circular. Se forman, además, exudados intrarretinales (depósitos de lipoides). Los exudados blandos (exudados algodonosos) son el resultado de la tumefacción, por edema, de las fibras nerviosas. Estos se ven también en el fondo de ojo de los pacientes con hipertensión arterial.

Con el desarrollo de proliferaciones vasculares comienza la transición hacia la fase proliferativa. Las yemas capilares de la retina abandonan la superficie de ésta y empiezan a crecer en dirección al interior del ojo, en todas las configuraciones posibles. En una fase más avanzada se producen desprendimientos del cuerpo vítreo y hemorragias intraoculares recidivantes, llegándose finalmente al cuadro del desprendimiento retinal. Las hemorragias progresivas dentro del cuerpo vítreo disminuyen paulatinamente la capacidad visual del ojo.

El método de tratamiento oftalmológico de elección es la ↑ fotocoagulación por Láser de las primeras lesiones, todavía circunscritas (microaneurismas y proliferaciones vasculares iniciales), que debe efectuarse oportunamente y continuarse durante muchas sesiones, al objeto de evitar las hemorragias en la retina y en el cuerpo vítreo.

Etapas de la retinopatía diabética, según Ballantyne y Michaelson:

1. Microaneurismas, hemorragias puntiformes y exudados mínimos.
2. Hemorragias de mayor tamaño.
3. Alteraciones patológicas de los vasos, especialmente a nivel de las venas grandes.
4. Retinitis proliferativa, desprendimiento de la retina, hemorragias intraoculares y glaucoma.
5. Formas mixtas de retinopatía diabética con alteraciones producidas por hipertensión arterial.

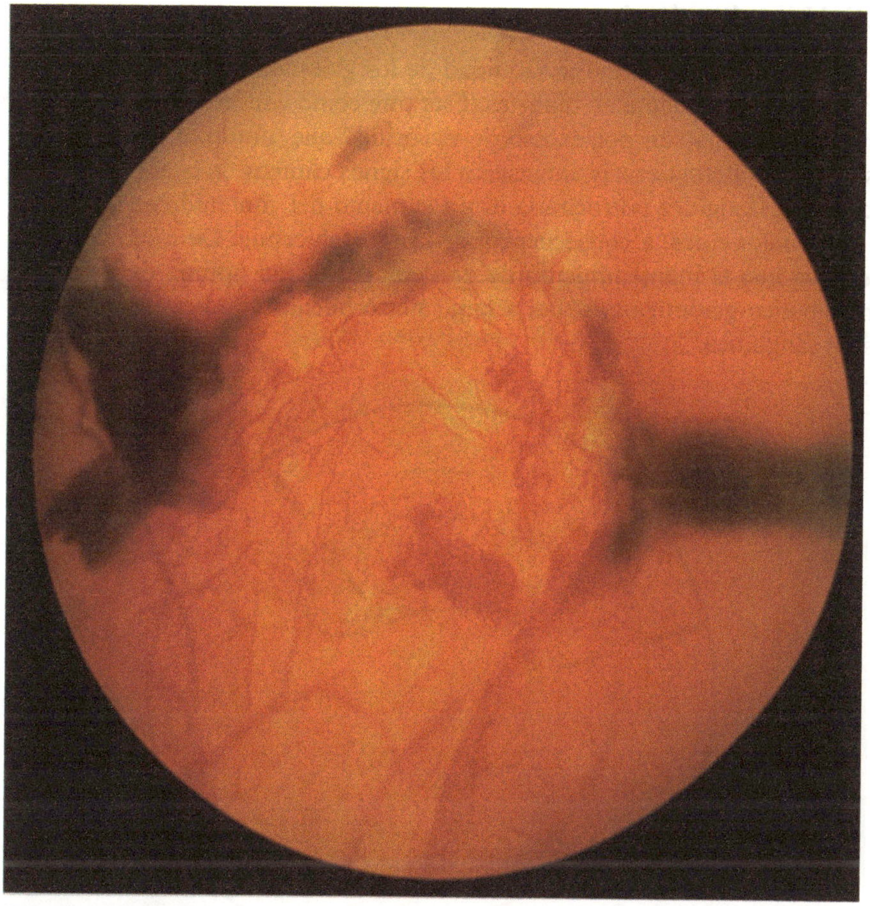

Retinopatía diabética

Rigidez eritrocitaria

La disminución de la deformabilidad de los glóbulos rojos es un hecho de observación frecuente en diabetes. Esta trae como consecuencia un trastorno de la circulación por exceso de viscosidad que, unido al efecto estenosante de la aterosclerosis, intensifica los signos clínicos de la angiopatía. La causa de la rigidez eritrocitaria es un aumento del contenido en HbA_{1c} de los glóbulos rojos, a consecuencia de la hiperglucemia. De esta manera se explica que el mantenimiento de una compensación óptima del trastorno metabólico garantiza también a largo plazo buenas condiciones de perfusión sanguínea.

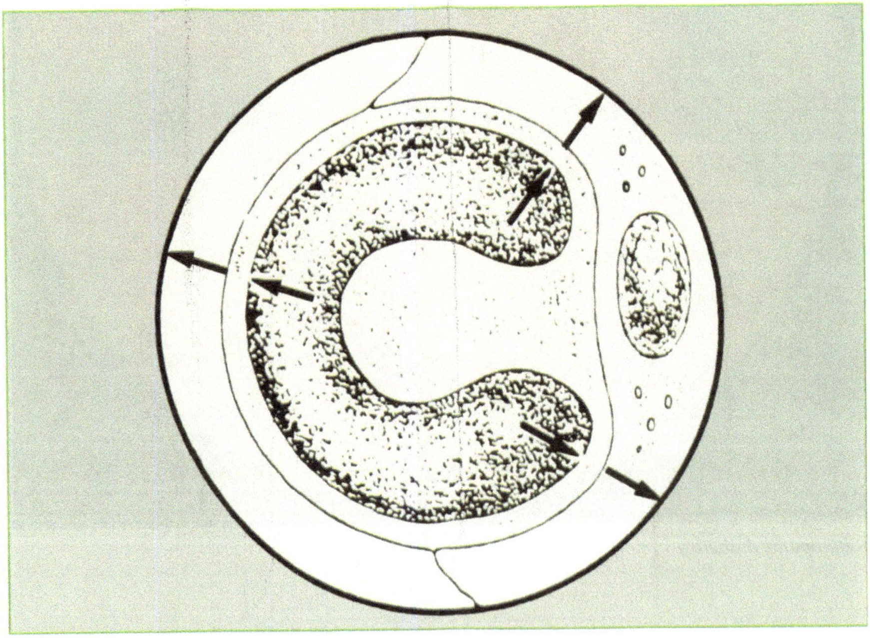

Deformación de un eritrocito dentro de un capilar. Las flechas muestran las zonas de presión, por contacto contra la pared vascular. McMillan, D. E., Utterback, N. G. y La Puma, J.: Diabetes 27, 895 (1978)

Rubeosis faciei

Enrojecimiento de la piel de la cara sin un factor desencadenante actual, frecuente en los pacientes obesos y pletóricos. Ocasionalmente constituye un signo indicador de la existencia de una ↑ diabetes de tipo II, asociada a menudo a una hipertensión arterial.

Sacarina

Edulcorante sintético con un poder edulcorante unas 500 veces superior al del azúcar de caña (sacarosa): 1 gramo de sacarina tiene, aproximadamente, el poder edulcorante de ½ Kg de azúcar. La sustancia se conoce desde el año 1879 y tiene el nombre químico de sulfimida del ácido benzoico. La sacarina pura es poco soluble en agua fría. Se la usa, por lo tanto, en forma de sal sódica o potásica, que tienen una buena solubilidad. El uso de sacarina no es perjudicial a la salud si se usa en las dosis indicadas (↑ Aspartato, ↑ Ciclamato).

Sacarosa (Sucrosa)

Nombre químico del azúcar de caña, el disacárido llamado habitualmente «azúcar», que aparece frecuentemente en la naturaleza como carbohidrato de origen vegetal. Las moléculas cíclicas de glucosa y fructosa que la componen están unidas entre sí por un puente oxígeno. Ambos monosacáridos son separados en el organismo por hidrólisis enzimática y se absorben rápidamente.

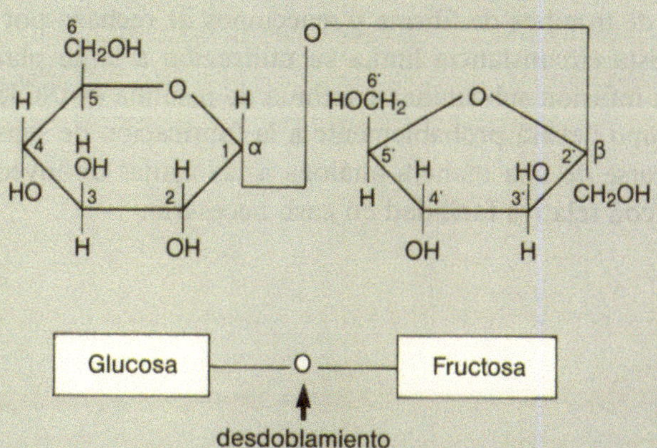

Sacarosa α-O-Glucopiranósido-β-O-fructofuranósido

Sensibilidad a la insulina

Denominación clínica de un rápido descenso del nivel sanguíneo de glucosa que puede observarse después de la administración de insulina en dosis bajas. El fenómeno se presenta en pacientes recién pancreatectomizados, debido a la deficiencia concomitante de glucagón (hormona antagonista de la insulina), y también en la primera compensación de los pacientes insulinodependientes, en la fase precoz, cuando aún existe una producción residual de insulina. Este fenómeno juega, sin embargo, un papel insignificante en caso de fracaso secundario de los antidiabéticos orales, debido al número, casi siempre disminuido, de los ↑ receptores de insulina.

Sensor de glucosa

Sensor, en lo posible implantable, para la determinación permanente de la glucemia, que funciona según el método de la glucosa oxidasa. Bajo la acción de la enzima glucosa oxidasa, la glucosa es oxidada a ácido glucónico y H_2O_2. Los impulsos eléctricos mínimos que resultan de esta reacción, guardan una relación directa a la difusión de glucosa a nivel del electrodo metálico. Los sensores de glucosa actuales tienen una vida activa limitada de 20 a 800 horas después de su implantación, debido a que la difusión de la glucosa es alterada por fenómenos tales como agregación plaquetaria, formación de trombos de fibrina y reacciones de rechazo por parte del organismo. Esta circunstancia limita su utilización a largo plazo en asociación con la infusión subcutánea continua de insulina (↑ ISCJ). El progreso en este campo llevará probablemente a la fabricación de sensores que podrán colocarse de una manera análoga a las agujas de inyección, e intercambiarse con relativa facilidad en caso necesario.

Síndrome de Achard-Thiers (Diabète des femmes à barbe)

Forma especial de diabetes, acompañada de otros síntomas endocrinos como hirsutismo, adiposidad del tronco, hipertensión arterial y amenorrea. Como causa posible se sospecha un aumento de la secreción de ACTH, con estimulación aumentada de la corteza suprarrenal, producción intensificada de hormonas glucocorticoides y liberación de andrógenos (inhibición de la producción de gonadotropinas e insuficiencia ovárica secundaria). El síndrome de Achard-Thiers pertenece a las enfermedades endocrinas complejas, poco frecuentes, en las cuales también existe una diabetes mellitus.

Síndrome de Dumping

↑ Hipoglucemia

Síndrome de Kimmelstiel-Wilson

Se denomina así a la glomeruloesclerosis diabética, usando el nombre de los que la describieron por primera vez. Con una duración de la diabetes de más de 20 años, al menos de un 50 a un 60% de los pacientes tienen una nefropatía dependiente a la diabetes que lleva progresivamente a la insuficiencia renal (eliminación urinaria de albúmina, hipertensión arterial, edemas, retención de sustancias de eliminación urinaria). Microscópica e histológicamente se caracteriza por un engrosamiento y empastamiento nodular o difuso de las membranas basales de los glomérulos. Histológicamente, la glomeruloesclerosis es un equivalente de la microangiopatía diabética. Existen relaciones de paralelismo con el desarrollo de la retinopatía diabética. La albuminuria en ausencia de infección renal o de las vías urinarias es un síntoma precoz importante del síndrome de Kimmelstiel-Wilson. Sólo en caso de pérdida urinaria masiva de proteínas puede ser necesario aumentar el aporte alimentario de proteínas. Un signo tardío típico del riñón de Kimmelstiel-Wilson es la glucosuria insignificante o nula aún en presencia de valores elevados de glucemia.

Síndrome de Laurence-Moon-Biedl-Bardet

Malformación congénita de la hipófisis, designada con los nombres de los autores que la describieron por primera vez, y que se caracteriza por una disfunción del diencéfalo con hipofunción hipofisaria (hipogenitalismo, malformaciones de las extremidades, trastorno del desarrollo intelectual, retinitis pigmentaria). El síndrome de Laurence-Moon-Biedl-Bardet evoluciona con una diabetes hipofisaria.

Síndrome de McQuarrie

Cuadro clínico designado con el nombre del primer autor que lo describió, y que se caracteriza por hipoglucemia recidivante debida a la ausencia de células A en los islotes de Langerhans. Debido a la ausencia del glucagón, no ocurre glucogenolisis ni gluconeogénesis en el hígado.

Síndrome de Miescher I

↑ Acantosis nigricans hereditaria de considerable intensidad, acompañada – entre otras manifestaciones – de infantilismo, cutis verticis gyrata, hiperqueratosis y diabetes mellitus.

Síndrome de Morgagni

Combinación de una diabetes con sobrepeso, virilismo, amenorrea e hiperostosis frontal interna. Se sospecha en estas pacientes una hiperfunción corticosuprarrenal, como consecuencia de un aumento de la liberación de ACTH con incremento de la producción de andrógenos e insuficiencia ovárica.

Síndrome de Prader-Willi

Enanismo de causa probablemente hipotalámica, relacionado – entre otros defectos – a oligofrenia, obesidad, hipogenitalismo, que se asocia frecuentemente en su evolución posterior, a una diabetes mellitus.

Síndrome de Seip-Lawrence

Síndrome diencefálico hereditario, caracterizado, entre otras manifestaciones, por una diabetes mellitus resistente a la insulina, lipodistrofia generalizada, gigantismo acromegálico, hígado graso y distrofia muscular con desarrollo óseo acelerado.

Somatostatina

Polipéptido liberado en el hipotálamo, disponible actualmente en forma semisintética para la antagonización terapéutica de la somatotropina (STH u hormona de crecimiento). Posiblemente aplicable en diabetes para hacer descender niveles excesivamente elevados de glucemia. Esto ocurre e pesar de una reducción simultánea de la secreción de glucagón e insulina. Este péptido se compone de 11 aminoácidos ordenados en forma de un semianillo, mediante un puente disulfuro. La inhibición de la secreción del ácido gástrico y de jugo pancreático que produce la somatostatina, constituyen el fundamento de su aplicación terapéutica en las úlceras por estrés, en las hemorragias de úlceras pépticas y en la pancreatitis aguda.

Sorbitol

↑ Sucedáneo del azúcar, perteneciente al grupo de los polioles, llamado D-Glucitol de acuerdo con la nueva nomenclatura, y definible químicamente como un hexitol (alcohol hexavalente). El sorbitol se obtiene químicamente por reducción de la glucosa. Su idoneidad como sucedáneo del azúcar se debe a su sabor dulce (poder edulcorante 0,50, en relación al de la sacarosa, que es de 1,0), a su absorción intestinal más lenta y a su metabolización parcialmente independiente de la insulina. Las cantidades consumidas habitualmente (hasta 50 g/día) carecen de efecto sobre la glucemia y sobre la insulina sérica. Un aporte excesivo puede producir flatulencia, meteorismo (formación de metano por degradación anaeróbica, por la flora del colon) y diarrea osmótica. Este efecto debe tomarse en cuenta, especialmente si se inhibe la absorción de los hidratos de carbono en las porciones proximales del intestino.

Substitución insulínica casi normoglicémica (NIS)

Método más eficaz de tratamiento con insulina, basado, ya sea en la aplicación separada de insulina basal y prandial mediante un aparato de dosificación (↑ bomba de infusión de insulina), o en la administración de inyecciones múltiples a lo largo del día.

Sucedáneos del azúcar

Sustancias indispensables en la terapéutica de la diabetes, que se aplican en la preparación de las comidas dietéticas de sabor dulce para evitar efectos desventajosos sobre la situación metabólica del diabético. Estas sustancias se metabolizan en forma parcialmente dependiente de la insulina. A este grupo de sustancias pertenecen la fructosa, el palatinitol, el sorbitol y el xilitol.

Las ventajas generales de los sucedáneos del azúcar son:

1. Permiten un metabolismo estable en diabéticos lábiles de tipo I, con pequeñas dosis adicionales de insulina.
2. Efecto anticetógeno.
3. Mejor tolerancia como carbohidratos si se los emplea correctamente.
4. Permiten la preparación de alimentos dulces en forma agradable, a pesar de la prohibición del azúcar.

Debido a su estructura química de polioles, pueden producir frecuentemente diarreas si se les administra en dosis altas. Estas diarreas se consideran como una mala absorción pura de polioles (el valor límite habitual es de 40-50 g por día).

La fructosa es un monosacárido natural del tipo cetohexosa (levógiro activo), que se presenta como un polvo cristalino hidrosoluble de intenso sabor dulce. Aparece en las frutas y la miel, y combinado, en los glucósidos. Se emplea ampliamente como principio nutritivo energético que no necesita insulina para ser metabolizada, convirtiéndose en glicerofosfato. La fructosa se usa como dador estándar de energía en Medicina Intensiva y en la alimentación parenteral, pudiendo administrarse en forma de soluciones isotónicas e hipertónicas, especialmente en estados de lesión hepática y de déficit de electrolitos.

Los polioles sorbitol y xilitol sirven también como sucedáneos del azúcar. Se utilizan en la dieta de reducción del diabético, a pesar de su metabolización dependiente de la insulina, debido a su eficacia calórica. Además, en ocasiones se presentan estados de mala absorción, debidos a un retardo de la absorción intestinal, con diarrea por polioles (frecuente hallazgo casual en el diagnóstico diferencial de una diarrea: aporte excesivo de sucedáneos del azúcar en la alimentación de un paciente diabético).

La fructosa puede, en principio, transformarse en glucosa y, por lo tanto, su metabolización es sólo en cierto modo independiente de la insulina. Debido a que esta transformación en glucosa ocurre solamente cuando se aportan grandes cantidades, la dosis diaria debe limitarse. De esta manera, es posible dar una cantidad total máxima de fructosa de 60 gramos, repartidos a lo largo del día, sin que aumente la glucemia. De acuerdo con esto, si bien la fructosa - hasta una cierta dosis diaria - no debe descontarse de la cantidad diaria de hidratos de carbono, debe, sin embargo, tomarse en cuenta para el cálculo de la cantidad total de calorías.

Ambos alcoholes azucarados, sorbitol y xilitol, se absorben más lentamente que la glucosa. Dosis más altas, que conducen a un aumento de la glucemia (aproximadamente 40 g por día) sobrepasan ya la capacidad de absorción del intestino delgado (↑ Palatinitol).

Tecnología del DNA recombinante

(DNA = ácido desoxirribonucleico)

Procedimiento de elaboración de insulina humana heteróloga, que emplea bacterias y técnicas de multiplicación de virus y de porciones víricas. En este método se recombina la secuencia de nucleótidos correspondiente a la insulina con la molécula de DNA de un plásmido o de un virus, y luego se introducen estas partículas en una célula huésped, por ejemplo, la bacteria Escherichia coli. Esta célula pasa a ser dirigida por estas partículas y produce constantemente el material programado en el DNA recombinado (replicación, clonación). Se genera así continuamente la proteína codificada en el DNA. Mediante técnicas especiales de extracción, se extrae la insulina humana desde el interior de la célula-huésped. Esta insulina, después de purificada, puede aplicarse en el tratamiento de la diabetes.

Test de la tolbutamida

Método de diagnóstico denominado según la sustancia estándar de los derivados de la sulfonilurea, y destinado a detectar una tolerancia patológica a la glucosa, o bien, etapas previas o iniciales de la diabetes mellitus, haciendo pareja con la sobrecarga de glucosa intravenosa. Después de las determinaciones de glucemia antes de las inyecciones (valores basales) se inyectan 1000 mg de tolbutamida soluble por vía intravenosa durante 3 minutos. Se repiten las determinaciones de glucemia 20 y 30 minutos después de la inyección. Se mide la caída porcentual de la concentración de glucosa en la sangre, que normalmente disminuye en un 20% en la primera, y en un 30% en la segunda determinación. En caso de reacción normal, la glucemia vuelve a subir después de 45 minutos. El valor en ayunas tiene una gran importancia como valor de referencia. Solamente cuando él es normal tiene sentido practicar el test de la tolbutamida. El procedimiento se aplica hoy en día solamente en casos aislados, ya que el ↑ test de tolerancia oral a la glucosa (TTOG) se ha impuesto en el diagnóstico precoz de la diabetes.

Test de rubefacción cutánea clorpropamida-alcohol

La clorpropamida, derivado de la sulfonilurea, produce a veces, en combinación con el alcohol, reacciones cutáneas vasomotoras (fenómeno del «flush» = eritema). Este fenómeno fue interpretado erróneamente en el pasado como un indicador genético de diabetes. Hoy en día no se emplea.

Test de sobrecarga de glucosa

↑ Test de tolerancia oral a la glucosa (TTOG).

Test de tolerancia a la insulina

Con ayuda del test de tolerancia a la insulina puede evidenciarse el peligro metabólico de una resistencia a la insulina. Después de la inyección intravenosa de insulina soluble (0,1 IU por Kg de peso corporal) se produce normalmente un descenso de la glucemia, que alcanza un 40% del valor inicial. En caso de existir una resistencia a la insulina, este descenso no ocurre, aun cuando la dosis se multiplique varias veces. Fuera de esto, pueden determinarse anticuerpos anti-insulina. Si éstos existen sólo en pequeñas cantidades, existe una alta sensibilidad a la insulina; si por el contrario, se demuestran títulos muy elevados de ↑ anticuerpos antiinsulina, la situación metabólica tiende hacia la resistencia a la insulina.

Test de tolerancia a la xilosa

Prueba auxiliar de utilidad en el diagnóstico de los trastornos de la absorción intestinal. La xilosa administrada por vía oral puede detectarse en la orina como pentosa eliminada, en caso de haberse absorbido a nivel intestinal. Aproximadamente un 10–30% de la cantidad administrada aparece en la orina. La absorción de la xilosa en el intestino delgado obedece a transporte activo. En la orina se encuentra cerca del 40% de la pentosa absorbida, en forma no modificada. De este hecho resulta la posibilidad de apreciar indirectamente la función de absorción intestinal, dando al paciente una cantidad definida de xilosa por vía oral y midiendo después la cantidad de ésta que se elimina por la orina. En presencia de una función normal del intestino, siempre que la función renal también sea normal, se miden como mínimo 5 gramos de xilosa en la orina, en las 5 horas siguientes a la administración de 25 gramos de xilosa por vía oral. Si se eliminan menos de 4 gramos, existe un trastorno de la absorción intestinal.

Test de tolerancia oral a la glucosa (TTOG)

Método de examen de uso corriente para la detección de trastornos de la utilización de glucosa durante las etapas iniciales de la diabetes mellitus. Es un método de examen dinámico, hoy en día ampliamente estandarizado: administración oral de 100 gramos de glucosa diluida, y determinación de la glucemia en ayunas, antes de la ingestión de la glucosa y luego, 1, 2 y 3 horas después de ella. Valores sobre 180 mg/dl al cabo de 1 hora, sobre 140 mg/dl después de 2 horas y sobre 110 mg/dl al cabo de 3 horas, se consideran generalmente como indicadores de sospecha de un trastorno de la tolerancia a la glucosa. Tales valores no demuestran, sin embargo, en forma concluyente la presencia de una forma inicial de la diabetes.

El valor del TTOG en la predicción de una diabetes se estima hoy en día cada vez con mayor cautela, toda vez que factores de la alimentación y especialmente el sobrepeso, ejercen una influencia considerable sobre sus resultados. En la mayor parte de los casos, las tolerancias patológicas a la glucosa se normalizan completamente a través de una reducción intensa del peso corporal. A consecuencia de la aplicación del método moderno de determinación de la ↑ hemoglobina glucosilada, la TTOG pierde valor predictivo en relación con la diabetes mellitus subclínica. Niveles patológicos de hemoglobina glucosilada tienen un valor predictivo de diabetes, superior al de los valores de glucemia alterados después de la sobrecarga de glucosa.

Transplante de células insulares

Injerto de grupos de células insulares homólogas en el territorio del sistema venoso portal hepático del paciente, con el fin de obtener una producción propia de insulina (transplante pancreático). Este método, que hasta ahora se encuentra en la etapa de experimentación en animales, sería adecuado como tratamiento etiológico de la diabetes mellitus, especialmente en el tipo juvenil (Tipo I). En lugar de un aporte diario de insulina, la implantación de células insulares pondría en marcha la producción de la hormona dentro del mismo organismo. Las desventajas del método parecen radicar en la corta vida de las células insulares transplantadas; fuera de esto, las cantidades disponibles son todavía muy pequeñas (↑ transplante pancreatico).

Transplante pancreático

Reemplazo quirúrgico del páncreas enfermo por un injerto de páncreas sano, que se practica a menudo en combinación con un transplante renal, o por la implantación de células insulares. Los resultados disponibles hasta el momento, procedentes en parte de experimentos en animales, demuestran que con ambos métodos puede lograrse una función pancreática endocrina postoperatoria de duración variable. Aproximadamente ⅔ de los transplantes han funcionado durante 12 meses y cerca de ⅓ funcionaban aún al cabo de 24 meses de efectuado el transplante. No se dispone todavía de resultados a largo plazo y la aplicación de esta forma terapéutica se restringe a los centros médicos altamente especializados, debido a la enorme cantidad de problemas y complicaciones (como por ejemplo, las reacciones de rechazo) que deben solucionarse (↑ transplante de células insulares).

Tratamiento combinado

La terapia simultánea con insulina y derivados de la sulfonilurea, hoy en día muy discutida, se basa en la suposición de que éstos últimos ejercen, junto a su acción betacitotrópica, un efecto extrapancreático de aumento de los ↑ receptores de insulina, que conduce a una disminución de la resistencia de las células periféricas a la insulina y por ende, a una reducción de la dosis terapéutica de insulina. El grupo de pacientes en los que está indicado intentar un tratamiento combinado está constituido por diabéticos de tipo II, en los que se ha producido un fracaso secundario de los derivados de la sulfonilurea, especialmente cuando coexiste una obesidad.

Tratamiento dietético de la hiperlipoproteinemia

Es posible influir favorablemente sobre los trastornos metabólicos de los lípidos a través de distintas medidas. Estas son:

1. Medidas que disminuyen los lípidos en general;
2. Medidas que disminuyen el nivel de colesterol;
3. Medidas que disminuyen los triglicéridos séricos

1. Se obtiene una disminución general de los lípidos mediante una disminución del aporte calórico, con el objeto de normalizar el peso, y mediante la ingestión de dietas ricas en residuos.
2. Medidas reductoras del colesterol son: el cambio de las grasas saturadas por ácidos grasos poliinsaturados, aumentando el ↑ cociente p/s a valores superiores a 1; la restricción de la ingesta de colesterol a cantidades inferiores a 300 mg por día; la disminución del aporte de grasas a cerca del 30% del aporte calórico total, y la preferencia por las proteínas vegetales sobre las proteínas animales en la alimentación.
3. Medidas reductoras de los triglicéridos son: la dieta pobre en mono y disacáridos, como corresponde a la diabetes; la supresión del alcohol y en caso de hiperquilomicronemia, la substitución de las grasas con ácidos grasos de cadenas largas por ácidos grasos de cadena intermedia.

Unidades de intercambio de hidratos de carbono

Unidades de medida de uso corriente, para el cálculo de la cantidad de hidratos de carbono en la dieta del diabético.

12 g de carbohidratos = 1 Unidad de intercambio

La unidad de intercambio («unidad-pan») sirve como un valor práctico para calcular la cantidad total de hidratos de carbono y hace más fácil intercambiar entre sí los alimentos que contienen carbohidratos, con el fin de hacer más variado el régimen de alimentación. Es deseable que dicho intercambio se haga, en lo posible, entre alimentos de un mismo grupo; por ejemplo, fruta por fruta, pan por pan, etc.

1. Pan

25 g pan mixto, de tipo Graham	= 1 rebanada fina
25 g pan blanco («tostada»)	= 1 rebanada
25 g pan de campo	= ¼ de rebanada
26 g pan integral, pan con linaza; pan negro de Westfalia («Pumpernickel»)	= ½ rebanada
24 g 1 pan blanco, 1 panecillo, 1 rosquilla salada	= ½ pan
16 g pan crujiente	= 2 rebanadas
17 g bizcochos tostados	= 1½ rebanada
15 g copos de cereales («cornflakes»)	

1 Unidad de intercambio = 60–65 kcal/252–273 kJ

2. Cereales, Legumbres

16 g harina de centeno, harina de trigo o sémola	= 1 cucharada sopera rasa
14 g harina de almidón, sagú, harina flor	= 1 cucharada sopera rasa
15 g arroz, pesado en crudo	= 1 cucharada sopera rasa
17 g pastas (tallarines, fideos, fideos de sopa)	= 1 cucharada sopera rasa
20 g copos de avena	= 2 cucharadas soperas rasas
20 g guisantes (arvejas), judías, lentejas, pesadas en seco	

1 Unidad de intercambio = 50–70 kcal/210–294 kJ

3. Patatas

60 g patatas cocidas, peladas	= 1 patata del tamaño de un huevo
50 g albondiguillas de patatas	= 1 albondiguilla pequeña
15 g puré de patatas en polvo	= 1 cucharada sopera rasa

1 Unidad de intercambio = 50 kcal/210 kJ

4. Verduras

a) Verduras que deben calcularse

100 g guisantes verdes, frescos o del bote	= 3 cucharadas soperas rasas
170 g zanahorias, bulbos de apio, nabos	= 1 porción
170 g col de Bruselas	= 1 porción
150 g remolachas	= 1 porción
125 g cebollas, bulbo de hinojo	= 1–2 porciones
65 g granos de maíz fresco, cocido	= 2 cucharadas soperas rasas

1 Unidad de intercambio = 60–80 kcal/252–336 kJ

b) Verduras que no necesitan calcularse hasta 250 g por día

Berenjenas, judías verdes, pimentones, berza roja, col verde, zapallos y sandías, puerros, cebollinos

250 g más de estas verduras deben calcularse como:

1 Unidad de intercambio = 70–100 kcal/294–420 kJ

c) Verduras que no es necesario calcular
Coliflor, brócoli, colinabo, champiñones, setas (boletos, cantarelas).

Endivias, lechugas, achicorias, pepinos de ensalada, rábanos, rábanos de verano, col fermentada, espárragos, espinacas, tomates, ruibarbo, repollo, col de Milán.

5. Leche y alimentos lácteos
Tomar en cuenta el contenido en calorías y grasas.
0,25 l de leche con 3,5% de materia grasa; 1 Unidad de intercambio = 160 kcal/670 kJ

0,25 l de leche semidescremada, con 1,5% de materia grasa 1 Unidad de intercambio = 125 kcal/522 kJ

0,25 l de leche descremada, con 0,3% de materia grasa 1 Unidad de intercambio = 87 kcal/365 kJ

0,3 l de leche agria con 3,5% de materia grasa o yogur con 3,5% de materia grasa;

0,3 l de leche sueca o yogur magro con 1,5% de materia grasa;

0,3 l de suero de mantequilla, con 0,5% de materia grasa

1 Unidad de intercambio = 105 kcal/441 kJ

120 g de leche condensada no azucarada, con 7,5% de materia grasa 1 Unidad de intercambio = 164 kcal/688 kJ

90 g de leche condensada no azucarada, con 10% de materia grasa 1 Unidad de intercambio = 165 kcal/689 kJ

6. Frutas, pesadas con cáscara, carozo o pepitas
100 g
Manzanas, guindas, peras
170 g
Naranjas, pomelos, mandarinas
110 g
Albaricoques, ciruelas rojas, melocotones
90 g
Plátanos, arándanos, cerezas
130 g
Moras, grosellas rojas, bayas de saúco
150 g
Fresas, frambuesas, grosellas rojas
80 g
Ciruelas amarillas

1 Unidad de intercambio = 50 Kcal/210 kJ

7. Zumos de fruta y de verdura, sin agregado de azúcar
110 g
Zumo de manzanas
120 g
Zumo de frambuesas
120 g
Zumo de naranjas o pomelos
150 g
jugo de limón
1 Unidad de intercambio = 50 kcal/210 kJ
200 g
Zumo de zanahorias
300 g
Zumo de tomates
1 Unidad de intercambio = 70 kcal/294 kJ

8. Frutos secos - calculados sin cáscaras
Cuidado: alto contenido calórico!

60 g	Cacahuetes	378 kcal/1587 kJ
90 g	Avellanas	621 kcal/2608 kJ
75 g	Almendras	487 kcal/2045 kJ
85 g	Nueces	600 kcal/2520 kJ
170 g	Nueces del Brasil	1213 kcal/5095 kJ
30 g	Castañas frescas	63 kcal/ 265 kJ
100 g	Semillas de linaza	421 kcal/1770 kJ

9. Grupo misceláneo
12 g Fructosa
12 g Sorbitol
12 g Xilitol

aproximadamente 20 g de mermelada para diabéticos*
aproximadamente 35 g de mermelada para diabéticos, reducida en calorías*

* Observar el contenido declarado en la etiqueta

Tabla de intercambio de hidratos de carbono (1 Unidad de intercambio = 12 g de hidratos de carbono)

Xantomas

Signos cutáneos visibles de un trastorno del metabolismo de las grasas, causados por el depósito de una sustancia que contiene lípidos, en la mayor parte de los casos, colesterol o ésteres asociados al colesterol. Se encuentran prominencias tuberosas o tendinosas en las superficies de extensión de las extremidades y - sobre todo - en los párpados (xantelasmas), que pertenecen al cuadro clínico de una diabetes de larga duración, debido a la hiperlipoproteinemia frecuente. Producen problemas cosméticos y pueden extirparse sin dificultades mediante intervenciones de cirugía menor, pero tienden a las recidivas locales en caso de persistir la hiperliproteinemia y la diabetes.

Xilitol

Sucedáneo del azúcar perteneciente al grupo de los polioles; desde el punto de vista químico es un pentitol (alcohol pentavalente). Su efecto se asemeja al del ↑ sorbitol. Aunque, como aquél, el xilitol influye apenas sobre la glucemia, debe tenerse en cuenta - como todos los ↑ sucedáneos del azúcar - para el cálculo del contenido energético de la dieta (1 g de xilitol = 4 Kcal = 17KJ) y de las unidades de intercambio de hidratos de carbono («unidades pan»).

Nombres eminentes de la historia de la diabetes mellitus

Aretaios de Capadocia (100 d.C.) describe detalladamente la diabetes.

Frederic Grant Banting (1891-1941) y **Charles Herbert Best** (1899-1978) obtuvieron a partir de páncreas, un extracto capaz de hacer descender la glucemia, al cual denominaron «isletina». Más tarde adoptaron, para este extracto, el nombre de «insulina», acuñado por Jean de Meyer. El 11 de Enero de 1922 tuvo lugar el primer tratamiento regular y con éxcito con insulina en el paciente Leonard Thompson, de 14 años de edad. El extracto purificado había sido obtenido a partir de páncreas de buey. Banting recibió junto a J.J.R.McLeod (1867-1935) el Premio Nobel por el descubrimiento de la insulina.

Claude Bernard (1813-1878) descubrió la función del higado como depósito de glucógeno y desencadenó una glucosuria en animales de laboratorio mediante el famoso experimento de la «picadura azucarada» (piqûre), que consiste en la estimulación mecánica – por la aguja – de los núcleos del vago y el acústico, a nivel del bulbo raquídeo, que induce una liberación de catecolaminas, seguida de glucogenolisis, hiperglucemia y glucosuria.

Apollinaire Bouchardat (1806-1886), diabetólogo francés, demostró por primera vez, junto a M. Peligot (1811-1890) glucosa en la orina. El describiò, además, el efecto favorable de la actividad muscular sobre el trastorno metabólico de la diabetes.

Johann Conrad Brunner (1653-1727) extirpó parcialmente el páncreas a perros, observando en ellos polidipsia y poliuria pasajeras. Como los animales se recuperaron, Brunner negó la necesidad vital de la función pancreática.

William Cullen (1709-1790) introdujo por primera vez el concepto de «Diabetes insípida» en la literatura médica.

Max Einhorn (1862-1953) desarroló en 1888 el método de sacarimetría fermentativa para la determinación cuantitativa de la glucosa en la sangre.

Gustav Embden desarrolló junto a **Otto Meyerhof** en 1933, la teoría de la glucolisis anaerobia.

Alfred Erich Frank introdujo en 1926 el primer antidiabético oral, la diguanidina Sintalin A, para el tratamiento de la diabetes.

Hans Franke (1909-1955) y **J. Fuchs** observaron en 1955 hipoglucemias en pacientes bajo tratamiento con carbutamida (BZ 55), un derivado de la sulfonilurea. A pesar de esto, los derivados de la sulfonilurea fueron reconocidos como agentes terapéuticos útiles en diabetes.

Hans Christian Hagedorn desarrolló en 1923, junto a Birger Norman Jensen, el método del ferricianuro para la determinación cuantitativa de la glucosa en sangre. En 1936, Hagedorn desarrolla el primer preparado de insulina con efecto de depósito, mediante el agregado de protamina.

Elliot P. Joslin (1870-1962), de Boston, autoridad mundial en diabetología, resumió los tres pilares terapéuticos de la diabetología clínica: Dieta, insulina y ejercicio muscular, como una entidad inseparable y recomendó la enseñanza al paciente, a fin de integrarlo activamente a su propio tratamiento.

Paul Kimmelstiel (1900-1970) y **C. Wilson** describieron alteraciones morfológicas en los glomérulos renales de los diabéticos, conocidas clínicamente como el «síndrome de Kimmelstiel-Wilson», una forma especial de la glomeruloesclerosis diabética.

Franz Knoop (1875-1946) esclareció, junto a Gustav Embden (1874-1933) el fenómeno de la β-oxidación de los ácidos grasos libres y la formación de cuerpos cetónicos (acetona) en la diabetes descompensada.

Adolf Kussmaul (1822-1902) describió el estado terminal de los pacientes diabéticos en coma cetoacidótico diabético: apatía que progresa hasta la inconsciencia, acompañada de una respiración profunda típica, que ha ingresado a la historia de la medicina con el nombre de su descubridor, como «respiración acidótica de Kussmaul».

Paul Langerhans (1847-1888), doctorando bajo la supervisión de Rudolf Virchow. Su tesis doctoral ocupa un lugar destacado entre las obras clásicas de la Medicina. En ella describe, diferenciados, nueve tipos celulares distintos en el páncreas. A ellos pertenecen las células que Langerhans descubrió como «insulares», sin conocer su función fisiológica.

J. J. R. MacLeod (1867-1935) descubrió en 1923, junto a J. R. Murlin, un nuevo factor hiperglucemiante en el extracto pancreático, el «glucagón», que es, después de la insulina, la segunda hormona pancreática en orden de importancia. En ese mismo año, MacLeod recibió junto a F. G. Banting, el Premio Nobel por el descubrimiento de la insulina.

Jean de Meyer acuñó en 1909 el nombre de «insulina» para la hormona - en ese entonces, hipotética – del páncreas.

Oscar Minkowski (1853-1931) demostró en 1889, junto a Josef von Mering (1863-1933) la aparición de síntomas típicos de diabetes, en especial, una glucosuria, en perros pancreatectomizados. Después de la implantación subcutánea de tejido pancreático, observó una mejoría de los síntomas clínicos de diabetes en estos animales.

Giovanni Battista Morgagni (1682-1771) describió la diabetes mellitus en su obra clásica «De sedibus et causis morborum», como una enfermedad carente de substrato anatómico, como un mal de localización desconocida («Morbus in sede incerta locatus»).

Richard Morton (1637-1698) descubrió la incidencia familiar de la diabetes mellitus.

Bernhard Naunyn (1839-1924) recomendó como régimen de alimentación para la diabetes, una dieta hipocalórica con días de ayuno intercalados a intervalos regulares.

D. S. H. W. Nicol efectuó en 1960 el análisis estructural de la insulina humana, junto a L. F. Smith. En 1976 lograron R. Obermeier y R. Geiger la semisíntesis de insulina humana a partir de insulina de cerdo. D. V. Goeddel y colaboradores obtuvieron en 1979 la síntesis gentecnológica completa de la insulina humana.

Carl von Noorden (1858-1944), médico de méritos extraordinarios en la dietética del diabético, que introdujo la cura con avena como medida dietética anticetógena y definió la magnitud dietética «Unidad de pan blanco», como la cantidad de pan blanco equivalente a 12 gramos de hidratos de carbono. A partir de dicha magnitud, se ha desarrollado finalmente el concepto de «unidades de intercambio de hidratas de carbono» («Unidades-pan», de los autores alemanes), que se usa en la actualidad.

Papiro de Ebers: Descubierto en una tumba cerca de Tebas en 1862. Data de 1550 a. C., y en él se describe una enfermedad caracterizada por la eliminación de grandes cantidades de orina (Diabetes).

John Rollo (1775-1809) agregó la palabra «mellitus» = dulce como la miel, melifluo, al vocabulario médico y describió además el olor a acetona en el aliento de los diabéticos.

F. Sanger logró en 1955 el análisis estructural de la molécula de insulina.

D. F. Steiner descubrió en 1967 la proinsulina.

Karl August Trommer (1806-1879) desarrolló, junto a Hermann von Fehling (1811-1885) el método de determinación de la glucemia que lleva sus nombres.

Thomas Willis (1621-1675) describió el sabor dulce de la orina de los diabéticos, atribuyéndolo a una mezcla de sales y azufre. Digna de mención es su observación, de que la diabetes mellitus aparece con mayor frecuencia en familias con un alto nivel de vida.

R. S. Yalow introdujo, junto a S. A. Berson, en 1959 el método de determinación radioinmunológica de la insulina en el suero.

Helmut Zahn (1916) y cols. consiguen en 1963 en la Deutschen Wollforschungsinstitut an der Rheinisch-Westfälischen Technischen Hochschule de Aquisgrán, la primera síntesis de una proteína: insulina de ovinos.

Georg Ludwig Zuelzer (1870-1949) trató ya en 1908, es decir, mucho tiempo antes que Banting y Best (1921) con éxito los síntomas de diabetes en perros pancreatectomizados, administrándoles extracto pancreático («extracto de Zuelzer»). La aplicación de este procedimiento terapéutico en la especie humana debió interrumpirse debido a la aparición de efectos colaterales severos (taquicardia, sudoración, vértigo), no pudiendo, por lo tanto, continuarse consecuentemente. No se reconoció a la hipoglucemia como la explicación más verosímil de los efectos colaterales observados.

Glosario
inglés – alemán – español

Nota para el índice de materials: El orden alfabético ha sido compuesto para todos los idiomas según las palabras clave inglesas.

A

Abnormal insulin response	Sekretionsstarre	Respuesta anormal de insulina
Acanthosis nigricans	Acanthosis nigricans	Acantosis nigricans
Acarbose	Acarbose	Acarbosa
Acetonuria	Azetonurie	Cetonuria
Achard-Thiers syndrome	Achard-Thiers-Syndrom	Síndrome de Achard-Thiers
Acidosis	Azidose	Acidosis
Adult-onset diabetes	Erwachsenendiabetes	Diabetes de inicio en la edad adulta
Aetiology	Ätiologie	Etiología
Aglycosuria	Aglukosurie	Aglucosuria
Alloxan diabetes	Alloxan-Diabetes	Diabetes inducida por alloxano
Alpha cells	Alpha-Zellen	Células alfa
Alpha-glucosidase inhibiton	Alpha-Glukosidase-Inhibition	Inhibición de la alfa-glucosidasa
Amadori reaction	Amadori-Reaktion	Reacción de Amadori
Arachidonic acid	Arachidonsäure	Acido araquidónico
Aspartame	Aspartam	Aspartato
Autoimmune diabetes	Autoimmunerkrankung Diabetes	Diabetes autoinmune

B

Basement membrane	Basalmembran	Membrana basal
Bayes' formula	Bayessche Formel	Fórmula de Bayes
Beta cells	Beta-Zellen	Células beta
Beta cell, artificial	Beta-Zelle, künstliche	Célula beta artificial
"Big baby" diabetes	Big-baby-Diabetes	Diabetes del recién nacido macrosomico
Biguanides	Biguanide	Biguanidas
Body Mass Index	Body-Mass-Index	Body Mass Index
Borderline diabetes	Borderline-Diabetes	Diabetes límite
Brittle diabetes	Brittle-Diabetes	Diabetes inestable
Broca's formula	Broca-Formel	Fórmula de Broca
Bronzed diabetes	Bronzediabetes	Diabetes bronceada
Bullosis diabeticorum	Bullosis diabeticorum	Bullosis diabeticorum, dermatitis diabetica

C

Calorie-free diet	Nulldiät	Dieta acalórica
CAPD	CAPD	Diálisis peritoneal ambulatoria crónica (DPAC)
Carbohydrate exchanges	Kohlenhydrataustausch	Intercambio de hidratos de carbono
Carbohydrate exchange unit	Broteinheit	Unidades de intercambio de midratos de carbono
Cardiomyopathy, diabetic	Kardiomyopathie, diabetische	Miocardiopatía diabética
Cataract	Katarakt	Catarata
Chlorpropamide-alcohol flush test	Chlorpropamid-Alkohol-Flush-Test	Test de rubefaccion cutanea clorpropamida-alcohol
Chylomicrons	Chylomikronen	Quilomicrones
Classification	Klassifizierung	Clasificación
Combination insulin	Kombinationsinsulin	Insulina combinada
Combination treatment	Kombinationsbehandlung	Tratamiento combinado
Cotton-wool spots	Cotton wool spots	Exudados algodonosos
C-peptide	C-Peptid	Péptido C
CSII (continuous subcutaneous insulin infusion)	CSII (kontinuierliche subkutane Insulin-Infusion)	Infusión subcutánea continua de insulina (ISCI)
Cyclamate	Cyclamat	Ciclamato

D

Daily blood glucose profile	Tagesprofil	Perfil diario de glucemia
D cells	D-Zellen	Células D
Dawn phenomenon	Dawn-Phänomen	Fenómeno de Dawn
Depot insulin, long-acting	Depotinsulin, langwirkendes	Insulina de depósito, de acción prolongada
Des-Phe-insulin	Des-Phe-Insulin	Insulina desfenilalaninizada
Diabète gras	Diabète gras	Diabetes grasa
Diabète maigre	Diabète maigre	Diabetes magra
Diabetic coma	Coma diabeticum	Coma diabético
Diabetic control, criteria of	Einstellungskriterien, diabetische	Criterios de control diabetica
Diabetic diet, principles of	Diabetesdiät, Grundsätze	Principios dietéticos en diabetes
Diabetic foot	Diabetischer Fuß	Pie diabético
Diabetid	Diabetid	Diabétides
Diabetogenic factors	Diabetogene Faktoren	Factores diabetógenos
Dietary ratio	Nährstoffrelation	Cociente dietético
Dietary therapy in hyperlipoproteinaemia	Diättherapie bei Hyperlipoproteinämie	Terapia dietética de la hiperlipoproteinemia
Downregulation	Downregulation	Regulación hacia abajo
Dumping syndrome	Dumping-Syndrom	Síndrome de Dumping

E

Early detection	Früherkennung	Detección precoz
Early diagnosis	Frühdiagnose	Diagnóstico precoz
Erythrocyte rigidity	Erythrozytenstarre	Rigidez eritrocitaria

F

Familial occurrence	Familiarität	Incidencia familiar
Fatty acids	Fettsäuren	Acidos grasos
Fatty liver	Fettleber	Hígado graso
Fluorescence angiography	Fluoreszenz-Angiographie	Angiografía por fluoresceína
Flush phenomenon	Flush-Phänomen	Fenómeno de rubefaccion

G

Gastric inhibitory polypeptide (GIP)	Gastric inhibitory polypeptide (GIP)	Polipéptido inhibidor gastrico (PIG)
Genetics	Genetik	Genética
Gestational diabetes	Gestationsdiabetes	Diabetes gestacional
Glomerulosclerosis	Glomerulosklerose	Glomeruloesclerosis
Glucagon	Glukagon	Glucagón
Glucokinase	Glukokinase	Glucoquinasa
Gluconeogenesis	Glukoneogenese	Gluconeogenesis
Gluconolactone	Glukonolakton	Gluconolactona
Glucose homoeostasis	Glukose-Homöostase	Homeostasis de la glucosa
Glucose sensor	Glukosesensor	Sensor de glucosa
Glucose tolerance test, oral (OGTT)	Glukosetoleranztest, oraler (oGTT)	Test de tolerancia oral a la glucosa (TTOG)
Glucosidase (alpha-glucosidase)	Glukosidase (Alpha-Glukosidase)	Glucosidasa (Alfaglucosidasa)
Glucosidase inhibition	Glukosidase-Inhibition	Inhibición de la glucosidasa
Glucosyl transferase	Glukosyltransferase	Glucosiltransferasa
Glycaemic index, biological carbohydrate equivalent	Glykämischer Index (glycaemic index, biologisches Kohlenhydrat-Äquivalent)	Indice glucémico (equivalente biológico de los hidratos de carbono)
Glycogenolysis	Glykogenolyse	Glucogenolisis
Glycoprotein	Glykoprotein	Glicoproteínas
Glycosuria	Glykosurie	Glucosuria
Glycosylated haemoglobin (glyco-Hb, HbA_1, HbA_{1a-c})	Glykolysiertes Hämoglobin (Glyko-Hb, HBA_1, HBA_{1a-c})	Hemoglobina glicosilada (glico-Hb, HBA_1, HBA_{1a-c})
Glycosylation	Glykosylierung	Glicosilación
Goals of treatment in diabetes	Zielsetzung der Diabetesbehandlung	Objetivos del tratamiento de la diabetes
Guar	Guar	Guar; Goma de guar

H

Haemodialysis	Hämodialyse	Hemodiálisis
Hepatic diabetes	Leberdiabetes	Diabetes hepática
Hexokinase	Hexokinase	Hexoquinasa
High-fibre diet	Ballaststoffreiche Kost	Dieta rica en fibras
HLA association	HLA-Assoziation	Asociación HLA
Honeymoon phase	Honeymoon-Phase	Fase de la luna de miel
Human insulin	Humaninsulin	Insulina humana
Hydramnios	Hydramnion	Hidramnios
Hyperadrenocorticism	Hyperkortizismus	Hiperadrenocortícismo
Hyperemesis gravidarum	Hyperemesis gravidarum	Hiperemesis gravídica
Hyperglycaemia	Hyperglykämie	Hiperglucemia

Hyperinsulinism	Hyperinsulinismus	Hiperinsulinismo
Hyperlipoproteinaemia	Hyperlipoproteinämie	Hiperlipoproteinemia
Hyperosmolar diabetic coma	Coma diabeticum hyperosmolares	Coma hiperosmolar diabético
Hyperosmolarity	Hyperosmolarität	Hiperosmolaridad
Hypertension, arterial	Hypertonie, arteriell	Hipertensión arterial
Hypoglycaemia	Hypoglykämie	Hipoglucemia
Hypoglycaemic shock	Hypoglykämischer Schock	Choque hipoglucémico

I

IDDM (insulin-dependent diabetes mellitus)	IDDM (Insulin Dependent Diabetes mellitus)	Diabetes mellitus insulinodependiente (DMID)
Incretin effect	Inkretin-Effekt	Efecto de increción
Insulin aggregation	Insulin-Aggregation	Agregación de la insulina
Insulin allergy	Insulin-Allergie	Alergia a la insulina
Insulin antagonists	Kontrainsulinäre Faktoren	Antagonistas de la insulina
Insulin antibodies	Insulin-Antikörper	Anticuerpos anti-insulina
Insulin infusion pump	Insulin-Infusionspumpe	Bomba de infusión de insulina
Insulin precipitation	Insulin-Präzipitation	Precipitación de insulina
Insulin pump	Insulinpumpe	Bomba de insulina
Insulin reaction	Insulinreaktion	Reacción insulinica
Insulin receptors	Insulinrezeptoren	Receptores de Insulina
Insulin reserves	insulinreserven	Reservas de insulina
Insulin resistance	Insulinresistenz	Resistencia a la insulina
Insulin response	Insulinantwort	Respuesta de insulina
Insulin sensitivity	Insulinempfindlichkeit	Sensibilidad a la insulina
Insulin tolerance test	Insulin-Toleranztest	Test de tolerancia a la insulina
Insulinase	Insulinase	Insulinasa
Insulinoma	Insulinom	Insulinoma
Insulitis	Insulitis	Insulinitis
Intermediate acting insulin	Intermediärinsulin	Insulina de acción intermedia
IRMA	IRMA	IRMA
Islet cell adenoma	Inselzelladenom	Adenoma de células insulares
Islet cell antibodies (ICA)	Islet-Cell-Antibodies (ICA)	Autoanticuerpos anti células insulares (ICA)
Islet cell transplantation	Inselzelltransplantation	Transplante de células insulares

J

Joule	Joule	Julio
Juvenile diabetes	Juveniler Diabetes	Diabetes juvenil

K

Ketoacidosis (acetonaemia)	Ketoazidose (Azetonämie)	Cetoacidosis
Ketoacidotic diabetic coma	Coma diabeticum, ketoazidotisches	Coma cetoacidótico diabético
Ketone bodies	Keto(n)körper	Cuerpos cetónicos
Kimmelstiel-Wilson syndrome	Kimmelstiel-Wilson-Syndrom	Síndrome de Kimmelstiel-Wilson
Kussmaul breathing	Kussmaulsche Atmung	Respiración acidótica de Kussmaul

L

Lactic acidosis	Lakt(at)azidose	Acidosis láctica
Langerhans, islets of	Langerhanssche Inselzellen	Islotes de Langerhans
Laser photocoagulation	Laser-Koagulation	Fotocoagulación por Laser
Laurence-Moon-Biedl-Bardet syndrome	Laurence-Moon-Biedl-Bardet-Syndrom	Síndrome der Laurende-Moon-Biedl-Bardet
Legal's test	Legalsche Probe	Reacción de Legal
Lens, diabetic disorders of	Lentopathia diabetica	Cristalinopatía diabética
Lipaemia retinalis	Lipaemia retinalis	Lipemia retinal
Lipodystrophy	Lipodystrophie	Lipodistrofia
Lipolysis	Lipolyse	Lipólisis
Lipoprotein electrophoresis	Lipoprotein-Elektrophorese	Electroforesis de las lipoproteínas
Lipoproteinaemia	Lipoproteinämie	Lipoproteinemia
Long-acting insulin	Verzögerungsinsulin, Langzeitinsulin	Insulina de acción prolongada, Insulina de acción lenta
Long-standing diabetes	Langzeitdiabetes	Diabetes de larga duracion

M

Macroangiopathy, diabetic	Macroangiopathia diabetica	Macroangiopatía diabética
Macrosomia (foetal hypertrophy)	Makrosomie (fetale Hypertrophie)	Macrosomia (Hipertrofia fetal)
MAGE (Mean amplitude of glycaemic excursions)	MAGE (Mean amplitude of glycaemic excursions)	Amplitud media de las fluctuaciones glicémicas (MAGE)
Maturity-onset diabetes	Maturity-onset-Diabetes	Diabetes de inicion en la edad adulta
McQuarrie syndrome	McQuarrie-Syndrom	Síndrome de McQuarrie
Melituria	Melliturie	Melituria
Microangiopathy, diabetic	Microangiopathia diabetica	Microangiopatía diabética
Microaneurysm	Mikroaneurysma	Microaneurisma
Miescher-I syndrome	Miescher-I-Syndrom	Síndrome de Miescher I
Mixed insulins	Mischinsuline	Mezcla de insulina
MODY diabetes (maturity-onset diabetes of the young)	MODY-Diabetes (Maturity-onset diabetes of the young)	Diabetes MODY (Diabetes de inicio en la edad adulta del joven)
Monocomponent (MC) insulin	Monocomponent-Insulin (MC)	Insulina mono componente
Morgagni-Stewart-Morel syndrome	Morgagni-Syndrom	Síndrome de Morgagni
Myosin, structural alteration in	Myosinstrukturveränderung	Alteración estructural de la miosina

N

Necrobiosis lipoidica	Necrobiosis lipoidica	Necrobiosis lipoídica
Nephropathy, diabetic	Nephropathia diabetica	Nefropatía diabética
Neuropathy, diabetic	Neuropathia diabetica	Neuroptaía diabética
NIDDM (non-insulin-dependent diabetes mellitus)	NIDDM (Non-insulin-dependent diabetes mellitus)	Diabetes mellitus no insulinodependiente (DMNID)

NIS (near-normoglycaemic insulin substitution)	NIS (Nahe-normoglykämische Insulin-Substitution)	Substitución insulínica casi normoglicémica (NIS)
Nutrition chart	Ernährungsprotokoll	Protocolo nutricional
Nutritional history	Ernährungsanamnese	Historia nutricional

O

Obesity	Fettsucht	Obesidad
Old age, diabetes of	Alterszucker	Diabetes del anciano
Oligosaccharides	Oligosaccharide	Oligosacáridos
Ophthalmoplegia	Ophthalmoplegie	Oftalmoplegia
Overflow glycosuria	Überlaufglukosurie	Glucosuria por sobre pasar el umbral

P

Palatinitol	Palatinit	Palatinitol
Pancreas, artificial	Pankreas, künstliches	Páncreas artificial
Pancreatic transplantation	Pankreas-Transplantation	Transplante pancreático
Paracrine effect	Parakriner Effekt	Efecto paracrínico
PBSP classification (Pedersen)	PBSP-Klassifikation nach Pedersen	Clasificación del riesgo obstétrico (PBSP) según Pedersen
Pentoses	Pentosen	Pentosas
PIDRA (portable insulin dosage regulating apparatus)	PIDRA (portabler Insulin-Dosier-Regulier-Apparat)	Aparato portátil de dosificación y regulación de insulina (PIDRA)
Platelet aggregation	Thrombozytenaggregation	Agregación plaquetaria
Post-receptor defect	Postrezeptordefekt	Defecto post-receptor
Prader-Willi syndrome	Prader-Willi-Syndrom	Síndrome de Prader-Willi
Prediabetes	Prädiabetes	Prediabetes
Pregnancy, complications of	Schwangerschaftskomplikationen, Gestose	Complicaciones del embarazo, Eclamsia
Pregnancy, diabetes of	Schwangerschaftsdiabetes	Diabetes del embarazo
Pregnancy, glycosuria of	Schwangerschaftsglukosurie	Glucosuria del embarazo
Pre-receptor defect	Prärezeptordefekt	Defecto pre-receptor
Proinsulin	Proinsulin	Proinsulina
Protein-modified fasting	Proteinmodifiziertes Fasten	Ayuno modificado por proteínas
Prostaglandins	Prostaglandine	Prostaglandinas
Protodiabetes	Protodiabetes	Protodiabetes
Pseudodiabetes	Pseudodiabetes	Pseudodiabetes
Pseudoperitonitis, diabetic	Pseudoperitonitis diabetica	Pseudoperitonitis diabética
P/S ratio	P/S-Quotient	Cociente p/s de ácidos grasos
Pyoderma diabeticum	Pyodermia diabetica	Pyoderma diabeticum

R

Receptor defect	Rezeptordefekt	Defecto de receptor
Recombinant DNA technology (desoxyribonucleic acid)	DNA-Recombinationstechnik (desoxyribpnucleic acid)	Technologíaæel DNA recombinante (DNA = ácido desoxirribonucleico)
Reducing diet	Reduktionskost	Dieta de reducción

Remission phase (honeymoon phase)	Remissionsphase (Honeymoon-Phase)	Fase de remisión („Periodo de la luna de miel“)
Retinal detachment	Netzhautablösung	Desprendimiento de la retina
Retinopathy, diabetic	Retinopathia diabetica	Retinopatía diabética
Rubeosis faciei	Rubeosis faciei	Rubeosis faciei

S

Saccharin	Saccharin	Sacarina
Saccharose (sucrose)	Saccharose (Sukrose)	Sacarosa (Sucrosa)
Secondary failure	Sekundärversagen	Fracaso secundario
Seip-Lawrence syndrome	Seip-Lawrence-Syndrom	Síndrome de Seip-Lawrence
Self-monitoring	Selbstkontrolle	Autocontrol
Silent myocardial infarction	Stummer Herzinfarkt	Infarto silente de miocardio
Soluble insulin	Alt-Insulin	Insulina soluble
Somatostatin	Somatostatin	Somatostatina
Sorbitol	Sorbit	Sorbitol
Spontaneous diabetes	Spontandiabetes	Diabetes espontánea
Steroid diabetes	Steroiddiabetes	Diabetes esteroidal
Streptozotocin	Streptozotozin	Estreptozotocina
Stress proteinuria	Belastungsalbuminurie	Proteinuria (Albuminuria) de esfuerzo
Sugar substitutes	Zuckeraustauschstoffe	Sucedáneos del azúcar
Sulphonylureas	Sulfonylharnstoffe	Derivados de la sulfonilurea
Sweeteners	Süßungsmittel	Edulcorantes

T

Thiazide diuretics	Thiazid-Diuretika	Diuréticos tiazídicos
Tolbutamide test	Tolbutamid-Test	Test de la tolbutamida
Type I diabetes mellitus	Typ-I-Diabetes mellitus	Diabetes mellitus tipo I
Type II diabetes mellitus	Typ-II-Diabetes mellitus	Diabetes mellitus tipo II

V

Vasoactive intestinal peptide (VIP)	Vasoaktives intestinales Polypeptid (VIP)	Polipéptido intestinal vasoactivo (VIP)

W

White's classification	White-Klassifikation	Clasificación de White

X

Xanthomas	Xanthome	Xantoma
Xylitol	Xylit	Xilitol
Xylose tolerance test	Xylose-Toleranztest	Test de tolerancia a la xilosa

Bei Fragen zur Produktsicherheit wenden Sie sich bitte an:
If you have any questions regarding product safety,
please contact:

Walter de Gruyter GmbH
Genthiner Straße 13
10785 Berlin
productsafety@degruyterbrill.com